Urte Bejick
Zwischen Tür und Angel

Urte Bejick

Zwischen Tür und Angel

Orientierung in den Wechseljahren

Patmos

Bibliografische Information der Deutschen Nationalbibliothek

Die Deutsche Nationalbibliothek verzeichnet diese Publikation
in der Deutschen Nationalbibliografie; detaillierte bibliografische Daten
sind im Internet über http://dnb.d-nb.de abrufbar.

Umschlagmotiv: getty images / Jakob Helbig
Umschlaggestaltung: init. Büro für Gestaltung, Bielefeld
Printed in Germany
ISBN 978-3-491-72539-3
www.patmos.de

Meiner Schwester Heidelore
und für Regine

Inhalt

Einleitung

Galoppierende Herzen

Ende Oktober am Bodensee. War vor Wochen noch kein freies Zimmer zu bekommen, sind Hotels und Straßen jetzt fast verwaist. Kübelpflanzen werden in die Wintergärten geholt, Beete abgedeckt. Am Abend des Reformationstages ist es unnatürlich warm. Doch am Tag darauf fallen wässrige Schneeflocken. Ich erinnere mich an den letzten kurzen Urlaub, als ich im Mai hier war. Azaleen und Rhododendren blühten verschwenderisch. Nachts, als ich am Ufer saß, sprang mir einmal ein Kätzchen auf den Schoß. Jetzt sind mir die meisten Wege und Plätze schon vertraut. Der Rausch des Unbekannten und der Freiheit will sich nicht mehr so einstellen. Veränderungen rufen eher Bedauern als Neugierde hervor: Das kleine Schmuckgeschäft an der Ecke hat zugemacht, das knallrote ehemalige Bahnwärterhäuschen wurde durch einen hässlichen Anbau ergänzt. Doch immer wieder gibt es Überraschungen, Anblicke, die es nur Anfang des Winters gibt: sonnendurchleuchteter Dampf über dem See, morgendlicher Reif auf den Bäumen. Auch jenseits des Wonnemonats, im Herbst, gibt es lichte Momente.

Ich war hierher gekommen, um einen Artikel über die Freuden des Alters zu schreiben. Weil ich beruflich mit der Seelsorge in Altenpflegeheimen betraut bin, hält man mich offensichtlich für eine Expertin in dieser Frage. Das bin ich aber nicht.

»Späte Freiheit« vom Beruf ? Reisen? Häusliches Enkelglück? Ich brachte jedenfalls nichts zu Papier und beschloss, dieses Projekt auf weitere 15 Jahre zu verschieben.

Leider wollte mein Körper es anders. Monate später stellten sich überraschend Herzrasen und Schwindelgefühle bei mir ein. »Stress« dachte ich mir (»Stress« klingt nach viel beschäftigt und wichtig sein und passt immer). »Ganz natürlich«, meinte der Arzt, »Sie sind ja mit 50 auch in den Wechseljahren.« Diese Diagnose traf mich wie ein Schlag. Wieso gerade ich? Dass andere Frauen so etwas haben, hatte ich ja schon gehört, aber ich? Natürlich, ich kann in letzter Zeit nicht mehr recht durchschlafen, aber dass es mir manchmal heiß wird, liegt an meiner Dachwohnung und dem

Klimawandel im Allgemeinen. Und auch, dass ich seit einem Jahr das Bedürfnis habe, mich einzuigeln und ständig gereizt meine Stacheln zu zeigen …

Lektüre musste her! Es wurden drei Stapel. Die eher an körperlichen Veränderungen ausgerichteten Veröffentlichungen mit ellenlangen Listen, was denn alles passieren könnte, mit für und wider Botox und Hormonersatztherapie und der dringenden Ermahnung zu gesunder Ernährung und Sport. Die anderen beiden Stapel beschäftigen sich mit den psychischen und sozialen Folgen. Stapel 2 ist unerträglich optimistisch, denn fast jede Frau kann im Alter aussehen wie Iris Berben oder in einen spannenden Beruf wechseln. Stapel 3 liest sich als Anleitung zum Unglücklichsein und lamentiert über erotisches Unsichtbarwerden und nachlassende Energie. Erfahrungsberichte verunsicherten mich ebenfalls: Sie reichten von schlimmsten Beschwerden bis hin zum Unverständnis der von mir so genannten »Preußinnen«, jenem Typ Frau, der immer schon mit »das haben andere auch durchgemacht, da muss man durch« durchs Leben kam. Wem jetzt glauben?

Am besten dem eigenen Herzen, das wie inzwischen schon gewohnt plötzlich losgaloppiert wie ein fliehendes Pferd. *Ein fliehendes Pferd* heißt ja auch Martin Walsers großer kleiner Roman über die Midlife-Crisis des Mannes. Eine Midlife-Crisis haben, wenn ich meiner Internetrecherche glaube, anscheinend nur Männer, bei Frauen sind es die »Wechseljahre«, die Hormone halt. Damit wird auch nicht so liebevoll ironisch umgegangen wie man es Helmut Halm in Walsers Roman zugesteht. Dabei ist auch die Krise von Frauen in der Lebensmitte primär eine Sinnkrise, in der Vergangenes überdacht, Bestehendes überprüft und für die Zukunft geplant wird. Es geht nicht um Hormone, sondern um eine Phase im immer währenden Wandel, um seelische Veränderungen, Spiritualität. Inzwischen habe ich das Gefühl, dass mein Körper und mein Lebenshaus zu einer einzigen Baustelle geworden sind. Ich weiß noch nicht, was da entsteht – ein Palast oder eine Fischerhütte. Ich fühle mich zwischen Tür und Angel, noch zu jung, um mich schon gedanklich mit der Pensionierung zu beschäftigen, aber doch bereits auf dem Weg ins Alter. Beruflich und privat habe ich zumindest ein Hochplateau erreicht, weiß genau, dass ich mich dort nicht für immer einrichten kann, weiß aber nicht, wohin die Reise geht. »Forschen Sie jetzt nicht nach den Antworten … Leben Sie die Fragen«, rät Rainer Maria Rilke einem »jungen Dichter«, welcher genauso gut eine Frau mittleren Alters sein könnte. Darum soll es in diesem Buch gehen: Um das Leben der Fragen, die uns die Zeit des Wechsels stellt.

Dafür ist eine Art Landkarte vorgesehen, wie sie Martin Buber als Lebensweg in der Tradition der jüdischen Mystik zeichnet:[1]

- Bei sich selbst anfangen: Hier geht es um die Erkundung der eigenen Vergangenheit und ihrer »Strickmuster« und um die Gegenwart (Kapitel 1–3);
- Nicht bei sich stehen bleiben: Hier geht es um Arbeit und Beruf, um Partnerschaft und Alleinleben, Erotik und Mitgefühl (Kapitel 4 und 5);
- Da, wo man steht: Hier geht es im weitesten Sinn um Spiritualität – um uns und das Ganze, das sich im konkreten Augenblick ganz erdnah offenbart (Kapitel 6–8).

Den eigenen Standpunkt jetzt in der Gegenwart zu finden – das ist Anliegen des ganzen Buches – liegt im Ermessen der Leserin.

Gebrauchsanleitung, Zutaten, Warnhinweise

Dieses Buch richtet sich vor allem an Frauen zwischen 40 und 60, die Zeit, in der sich ein hormoneller Wechsel im Körper vollzieht. Zur besseren Lesbarkeit verwende ich abwechselnd die Begriffe »Menschen in der Lebensmitte« oder »meine Generation«, d. h. die zwischen 1948 und 1968 Geborenen, wohl wissend, dass dies sehr unpräzise Umschreibungen sind. Wer sich vom Inhalt angesprochen fühlt, ist gemeint. Natürlich können auch Männer und Jüngere oder Ältere dieses Buch lesen – schädliche Nebenwirkungen und Risiken konnten an Testlesern bisher nicht beobachtet werden.

Das suchen Sie vergeblich:

Das Buch informiert nicht über körperliche Vorgänge und Hormone. Es gibt auch keine Gesundheitstipps. Dazu gibt es genügend Publikationen von ausgewiesenen Fachfrauen, zu denen ich mich nicht zähle.

Ebenso finden Sie keine Stellungnahmen zur Hormonersatztherapie, zu Schönheitsoperationen oder Botox.

Erwarten Sie bitte auch keinen Ratgeber! Dies Buch ist eine Einladung, »die Fragen zu leben«. Deshalb finden Sie nach manchen Kapiteln auch Phantasiereisen oder Fragen zum Weiterdenken.

Und das ist drin:

Es geht mir in diesem Buch um einige, längst nicht alle, Veränderungen, die Leib, Seele und Geist in den Jahren des Wechsels erleben können.

Ich bin evangelische Theologin. In vielen Kapitel werden Sie von meiner Profession gar nichts merken, in den Kapiteln über Spiritualität schon. Ich habe darauf verzichtet, eigene Weiblichkeitstheorien und -rituale zu entwerfen, sondern greife auf die Traditionen unseres Kulturkreises – biblische Geschichten, Mystik und Märchen – zurück.

Dem Buch liegen eigene Erfahrungen und die von Freundinnen und Bekannten meines Alters zugrunde. Alle Namen wurden von mir geändert, die Erlebnisse nicht. Außerdem orientiere ich mich besonders gerne an Gedichten, auch aus der Feder von Männern. Wundern Sie sich also nicht, wenn Sie in einem Frauenbuch auf Bert Brecht in seiner Funktion als Frauenkenner, Erich Kästner oder den weniger poetischen John Wayne treffen.

Und jetzt: Lesen Sie los!

Kapitel 1
Woher wir kommen und wo wir stehen

Zeit, dass sich was dreht

Ich habe einen Garten angelegt.
Nichts wächst, wo es soll,
im Kohlrabibeet züngelt Mohn,
wo ich Feuerlilien gesetzt,
sprießt irgendein Kraut.
Die Jahreszeiten
sind durcheinander geraten.
Der Juli liegt brach.
Soll sich das Jahr zur Reife neigen,
schwellen obszön die Knospen.
Einmal, vielleicht bald,
schreitet der Frühling blicklos vorüber,
zuverlässig brennt einzig im Spätherbst
der Wein.

»Die zweite Pubertät« werden die Wechseljahre neckisch genannt, in denen Hormone und Lebensentwürfe durcheinander geraten. Lustig ist das nicht. Die frühe Jugend ist ein Lebensabschnitt von ungeahnter Grausamkeit. Die Jahre von 12 bis 16 gehören zu den übelsten Erinnerungen meines Lebens und lassen sich auch nicht durch Altersmilde verklären. Zunächst einmal passte der Körper irgendwie nicht mehr richtig. Auch sonst zerfiel ich in Teile: Ich las mühelos Erwachsenenliteratur, ging aber noch mit einem Stofftier ins Bett und schämte mich furchtbar für meinen wuchernden Busen und die »fetten« Oberschenkel. Erwachsene wurden extrem lästig: »Weißt du schon, was du mal werden willst? Aber du musst doch *wissen*, was du im Leben willst!« Ich wusste nichts mehr, denn die traumwandlerische Sicherheit der Kinderjahre hatte sich in nichts aufgelöst. Am ärgsten die wohlwollenden Nachbarn, die einen noch mit 15 an der neu erworbenen Türglocke klingeln ließen, weil die »Dingdong« machte und so was dem »Kind« doch sicher gefiele. Es war kein Trost, dass es den Anderen genau so erging. Geburtstagseinladungen mit Schokoladenwettessen oder

der Erdbeereisbombe waren von einem Jahr aufs andere langweilig; »Partys« mit Tanzen und Musik aber irgendwie doof. Vor uns lag sowieso eine aussichtslose Wüste. Ich weiß noch, wie meine verzweifelten Eltern mir das Buch *Du hast das Leben noch vor dir* von Émile Ajar zum Geburtstag schenkten. Für mich ein weiterer Beweis dafür, wie ignorant Erwachsene doch sein konnten. »Jung sein heißt, verzweifelt sein.« Daran hat sich in den letzten 50 Jahren nichts geändert. Ich blättere in dem kleinen Fastenkalender des Katholischen Jugendwerks. Seine Themen: Einsamkeit, Trennung, Herzrasen, Angst vor Anpassung, das Gefühl der Sinnlosigkeit. Wohl gemerkt: Es handelt sich hierbei nicht um einen Seniorenkalender, sondern um eine Broschüre mit speziell auf die Probleme Jugendlicher ausgerichteten Beiträgen. Mir sind sie nur allzu bekannt. Eine Zeit lang haben sie geschwiegen, jetzt sind sie auf einmal wieder da.

Die »zweite Pubertät« trifft mich so unvorbereitet wie die erste. Der Körper sitzt auf einmal nicht mehr richtig, die Haut scheint eine halbe Nummer zu groß geworden. Es klopft und tobt in ihm und ständig ändert sich etwas, der Streifen am Oberschenkel war gestern jedenfalls noch nicht da. Und die besorgten Erwachsenen der Pubertät erheben auch wieder den Zeigefinger und präsentieren sich in unterschiedlichen Ratgebern: Innehalten, Lebensbilanz ziehen und mich auf die »Reifeprüfung« vorbereiten soll ich. »Weißt du, was du mal werden willst? Aber du musst doch wissen, was du im Leben willst!« Ja, ich will so bleiben wie ich bin! Ich bocke vor dem Altwerden wie ein Jugendlicher vor der Erwachsenenwelt.

Ich habe nicht das Bedürfnis, auf eine »Ü 30«-Party zu gehen, aber auch keinerlei Antrieb, die Veranstaltung »Meisterwerke des Frühbarock. Mit Lichtbildern« der »Jungen Alten« zu besuchen. Ich kann mich auch nur mäßig für den Traum mancher Gleichaltriger begeistern, »später« mit einer Harley die Route 66 abzufahren. Irgendwie klingt das nach der Popversion eines »Mallorca-Rentners«. Nichts passt mehr richtig zueinander. Es besteht ein seltsames Ungleichgewicht zwischen dem, was ich erlebe und empfinde und dem, was als allgemeines Wissen über die Wechseljahre oder das Älterwerden, zumal als Frau, kolportiert wird. Viele Menschen geben an, sich ab dem 40. Lebensjahr erst richtig wohl zu fühlen: Sie sind beruflich etabliert oder denken über einen Neuanfang nach, weil sie jetzt erst wissen, was sie eigentlich wollen und über welche Fähigkeiten sie verfügen. Frauen gehen gelassener und nachsichtiger mit ihrem Körper um und können Sexualität jetzt endlich genießen. Eine andere Sicht vermitteln Anzeigen wie diese aus der *Apothekenrundschau*:

»Wechseljahre, Kampf im Job, die Ehe kriselt

50 Jahre: Im Job müssen Sie sich jeden Tag neu beweisen. Viele Ehen kriseln, weil er sich nach einer Jüngeren umschaut. Und die Kinder führen schon fast ihr eigenes Leben. Das überfordert, macht müde und traurig.«

Kleinbroschüren und Gesundheitsratgeber listen gleich seitenweise auf, was zu erwarten ist – von Knochenbrüchigkeit bis Inkontinenz, von Depression bis zu erotischer Unsichtbarkeit. Jede kennt wohl aus ihrem Bekanntenkreis die eine oder andere Sicht – oft finden sie sich in ein und derselben Person. Denen es »gut geht wie nie« droht nämlich ebenso der Exodus in das unbekannte Land »Alter«.

Der Körper bereitet sich schon einmal darauf vor und heizt kräftig ein. Der Zyklus gerät durcheinander und einiges andere im Leben auch. Die sogenannten »Wechseljahre« sind eine Zeit zwischen Tür und Angel. Wir können sie als Abschied von der Jugend und Tor zum Alter begreifen, dann sind sie ein Zwischenaufenthalt, eine vorübergehende Phase und wir sind an der Vergangenheit und einer ungewissen Zukunft orientiert. Ein anderer Weg kann sein, ganz in der Gegenwart zu leben und die »Wechseljahre« als ganz eigenen Lebensabschnitt zu leben.

»Mein sind die Tage nicht, die mir die Zeit genommen. Mein sind die Tage nicht, die erst noch kommen. Der Augenblick ist mein, und nehm ich den in Acht, so ist der mein, der Zeit und Ewigkeit gemacht«, dichtet Andreas Gryphius.

Sicher ist es angebracht, an die Planung der Zukunft zu denken: an die finanzielle Versorgung im Alter, künftige Wohn- und Lebensformen, den Fall der Pflegebedürftigkeit. Dies wird in unserer absicherungsversessenen Zeit geradezu moralisch verlangt. Eine ständige Vorsorge- und Planungsmentalität raubt uns aber den Genuss des Augenblicks und lässt das Leben an uns vorbeirauschen. Natürlich frage ich mich auch: Wann hört das endlich wieder auf, die Kopfschmerzen, die plötzliche Trägheit, das ständige Gereiztsein. Dennoch: Die Jahre zwischen 40 und 60 sind eine eigene Zeit des Nachdenkens und Wandels.

»Klimakterium« heißt eben nicht, wie manchmal nachzulesen, »Krise«. Griechisch und Lateinisch »Klimax« heißt »Treppe« oder »Leiter«. Im Klimakterium sind wir endlich oben angekommen, auf dem Gipfel sozusagen. (Weshalb wir auch schwitzen und müde sein dürfen). Man kann sich dieses Gipfelerlebnis dadurch gründlich verderben, wenn man die ganze Zeit an den möglicherweise schwierigen Abstieg, ja Absturz denkt. Das ist nicht der Sinn einer Bergwanderung: Auf dem Gipfel kann man unter dem Gipfelkreuz ein Dankgebet sprechen, stolz zurückblicken: »Den Weg habe ich also geschafft«, den Ausblick genießen, das Picknick auspacken, ein eigenes Fähnchen setzen, ausruhen, jodeln … Danach kann man sich auf den Rückweg machen – allein oder mit einer starken Seilschaft, auf dem bereits bewährten Weg oder mal einen ganz neuen Weg wagen … Im »Klimakterium« sind wir also auf dem Höhe- und Scheitelpunkt des Lebens – und sollten den Aufenthalt erst einmal genießen – wenn wir nur weitergehen.

Natürlich sind Zeiten des Wandels auch Zeiten der Krise. Nun bedeutet das griechische Ursprungswort »Krisis« zwar auch »Kampf«, bezeichnet aber in der Juristensprache vor allem den Prozess des Abwägens, der Unterscheidung, des Verwerfens von Falschem und Unwichtigem und der Urteilsfindung. Als diese Zeit des Entscheidens und des Abwägens, was uns im Leben wichtig ist und was wir getrost verabschieden können, möchte ich die »Krise« der Wechseljahre verstehen – als solche können sie eine fruchtbare Zeit sein. Es sind die Zeiten der Gipfelstürmerinnen, der Kämpferinnen und weisen Richterinnen.

Im »Klimakterium« sein, heißt, auf dem Gipfel zu stehen oder zu sitzen. Vielleicht haben Sie Lust, von Ihrem Gipfel auf die übrige Gebirgslandschaft zu schauen.

Ist das ein durchsonntes Mittelgebirge wie das Pfälzer Bergland oder sehen Sie sanfte blaue Hügel vor sich? Manche wagen sich in schroffere Gegenden, sehen Drei- oder Viertausender. Oder ist es eine Vulkanlandschaft mit rauchenden oder bereits wieder begrünten Kratern?

An manchen Aussichtspunkten gibt es Hinweistafeln, die das gegenüberliegende Panorama abbilden und die Namen der Berge nennen. Wählen Sie drei »Gipfelerlebnisse« Ihres Lebens aus und benennen Sie sie: das kann ein Liebeserlebnis sein, die Geburt eines Kindes, die Pflege der alten Mutter oder ein beruflicher Erfolg.

Wie sehen diese drei Berge aus? Gleichen sie einander oder unterscheiden sie sich? Sind sie steinig, zerklüftet, mit Wiesen bewachsen, von Wäldern überzogen? Sie sehen die Gipfel jetzt aus der Ferne – wie wirkten sie auf Sie, als Sie damals an ihrem Fuß standen? Unbezwingbar? Eine herrliche Aussicht verheißend? Eine Herausforderung?

Wenn Sie sich jetzt auf die jeweilige Bergspitze versetzen – wie sieht Ihr jetziger Standort aus? Niedriger, höher, verlockender, anders?

Was nahmen Sie von diesen Gipfeln mit und tragen es noch heute mit sich: einen Edelstein, eine Blume, eine Verletzung? Möchten Sie diese Gegenstände auf dem weiteren Weg behalten?

Der heilige Augustinus rät: »Bedenke: Ein Stück des Weges liegt hinter dir, ein anderes Stück hast du noch vor dir. Wenn du verweilst, dann nur um dich zu stärken, nicht aber um aufzugeben.«

Generation Rübensirup

»Jahrgang 58«

Aufgewachsen
mit Rübensirup
und Herzensangst,
zum Frühstück Lebertrantropfen
und die Ermahnung,
brav in der Schule zu sein,
tief in der Pupille der Eltern
glänzt Hoffnung,
das Leben möge weitergehen
mit dir.
Aber die Schuld,
sagen die Lehrer,
so viele Widersprüche, Aufgaben und die Not
eines blühenden Pickels am Kinn.
Du brichst ein
schon an der dritten Station.
Aber zäh ist das Menschentier,
bleibt es unter der Last liegen
und überlebt.
Eines Morgens dampfen die Wiesen vom Regen,
spiegelnd wölbt sich
gegen den Fuß
deine Straße aus Licht.

Die Drogerie an der Ecke scheint ein kleines Nostalgie-Regal eingerichtet zu haben. Dort findet sich giftgrün leuchtender Waldmeistersirup, »Bluna« in der geriffelten Originalflasche und tatsächlich – gelbe Pappbecher mit Rübensirup. Rübensirup war die Marmelade meiner Kindheit, da wir uns andere Fertigkonfitüre nicht leisten konnten. Dies scheint heute angesichts eines vielfältigen Konsumangebots kaum nachvollziehbar bzw. für manche Menschen heute leider wieder; für die meisten Menschen in der Lebensmitte ist es aber Vergangenheit. Frauen, die zwischen 1948 und 1968 geboren sind, gehören einer Generation an, die zwischen Tür und Angel zu stehen scheint: zwischen den Nachwirkungen des Zweiten Weltkriegs, des darauf folgenden Aufschwungs und Wohlstands und der gegenwärtigen wirtschaftlichen und sozialen Krise. Aber wir haben noch nicht einmal einen Namen wie etwa »Generation Golf«, »Ally« oder »Praktika«. Wir sind nicht mal die »Generation X«, sondern eher die XL, denn wir gehören zu den »geburtenstarken Jahrgängen«. Ein hässliches Wort, das sich sogar noch steigern lässt – denn wir werden zur »Rentnerschwemme« gehören, bilden das »demographische Problem«, sind gewissermaßen das störende Speckröllchen am Generationenkörper. Unsere Eltern hatten sich bei unserer Geburt noch keine Gedanken über unsere zukünftige Rente gemacht, Fernziel war, dass »wir es einmal besser haben«. Sie selbst hatten es nicht gut gehabt: von der nationalsozialistischen Erziehung bedrängt oder getränkt waren sie im Krieg Kinder, Jugendliche, viele Väter Soldaten und manche älteren Väter Kriegsgefangene gewesen. Die meisten schwiegen, geredet wurde verhalten, in Andeutungen, »nicht vor dem Kind!«. Manche von uns hatten Eltern, die nachts schreiend aus schlimmen Träumen auffuhren oder bei Gewittern und Feuerwerken zu zittern begannen. Ich musste jeden Morgen üben, mich blitzschnell anzuziehen, um bei Gefahr sofort fliehen zu können. Ich erinnere mich auch, nie geweint zu haben, wenn ich hinfiel, sondern stoisch aufzustehen und weiterzulaufen. Dazu hatte mich niemand angehalten, ich ahnte einfach, dass es überlebenswichtig sein könne. Haus und Garten, Besitz und Statussymbole sind mir bis heute nicht wichtig, ich verstehe nicht, wie man sich solch einen Ballast aufladen kann. Dies hat nichts damit zu tun, dass ich ein asketischer oder guter Mensch wäre, sondern wohl eher damit, dass meine Kindheit von den Fluchtgeschichten meiner Eltern durchtränkt war.

Eine gewisse Bindungslosigkeit zeichnet manche, nicht alle, aus dieser Generation aus. Der niederländische Schriftsteller Leon de Winter beschreibt dieses Lebensgefühl in dem Roman *Leo Kaplan*[2], den mir eine Freundin (»Guck mal, der ist wie du!«) geschenkt hat: Leo ist das überbehütete, verhätschelte einzige Kind eines jüdischen Ehepaares, das es einmal besser haben und dafür den Eltern aber auch entsprechend dankbar sein soll. Er hat es besser, bringt es zum Professor und wechselt leichthin Wohnorte und Frauen. Nicht alle leben so locker: wir in Westdeutschland aufgewachsenen Kinder lernten, unsere Eltern zu schonen, fröhlich und brav zu sein und vor allem, uns zu schämen. Als Jugendliche wurden wir rot, wenn wir im benachbarten Ausland als Deutsche erkannt wurden, pflegten Kriegsgräber oder reisten nach Israel, um eine Art Absolution zu empfangen. Viele von uns sind in sozialen Berufen gelandet. Die Nachwirkungen des Krieges auf die nachfolgende Generation wird erst in der Gegenwart wissenschaftlich erforscht. In unserer Kindheit wusste man noch nichts von Traumatisierung; ahnte nur, dass die Erwachsenen etwas verschwiegen. Manche Eltern waren überängstlich, dennoch hatten wir Freiheiten, die heute als grobe Vernachlässigung durch die Aufsichtspersonen gelten würden: der Schulweg dauerte eine Dreiviertelstunde, wir liefen ihn zu Fuß allein oder in Gruppen, Autos hatten unsere Eltern nicht. »Wir spielen dann vor dem Haus«, sagten wir brav, um uns dann stundenlang in Baulöchern, auf verwilderten Grundstücken oder am Bahndamm zu vergnügen. Passiert ist nichts. Wir aßen Obst ungeschält, kauten Bleistifte auf, lutschten aufgrund des sauren Geschmacks an lackierten Holzfiguren, unsere Eltern wollten uns fett (»Damit du etwas zuzusetzen hast!«) und irgendwie haben wir alles überlebt. Natürlich gab es auch schlechte Menschen, früher war nicht alles besser. Da gab es in unmittelbarer Nachbarschaft zwei »Doppelverdiener«. Das geheimnisvolle, in der NS-Zeit geprägte Wort besagt, dass sowohl Mann wie Frau einer Erwerbsarbeit nachgehen. Irgendwie war das anrüchig, außerdem konnten die sich ein Auto oder eine Ferienreise leisten! Besonders peinlich ist es, wenn dieses zu den ausgestorbenen Arten zu zählende Unwort heute in Diskussionen wieder auftaucht. Neben den »Doppelverdienern« gab es gegenteilig lebende, nicht weniger verwerfliche Paare – die »Verantwortungslosen«. »Geburtenstarke Jahrgänge« hin oder her – Paare, die mehr als drei Kinder hatten, galten – so nicht von Adel oder in großbürgerlichen Verhältnissen – ebenfalls als verdächtig. Denn ein großes Gespenst wurde uns in Kindheit und Jugend vor Augen gemalt: die Überbevölkerung! Illustriert wurde dies mit Bildern überfüllter Busse voller meist dunkelhäutiger Menschen. Disziplin zu halten galt aber auch für Weiße. Ich erinnere mich noch genau an den Spruch, als »Frau des Jahres« solle eine sterilisierte Frau mit zwei Adoptivkindern gelten. Einige unter uns folgten brav dieser Vorgabe, dafür werden wir heute gescholten. Zu wenige Kinder war aber auch nichts und es gab einen weiteren Problemfall: Das Einzelkind! Das Einzelkind war so etwas das ADS-Kind der 60er Jahre. Ich war ein solches und allein dadurch zu einem Schicksal als schwer gestörte Soziopathin prädestiniert. Mehr geschadet als stundenlanges einsames Spielen mit meinen Teddys haben mir wohl die besorgten bis mitleidigen Blicke, die mir mit einem geseufzten »also Einzelkind« zugeworfen wurden. Sonst war das Leben überschaubar. Der einzige Ausländer in der Grundschule war Jürgen aus dem geheimnisvollen Mülheim an der Ruhr, der dazu auch noch neuapostolisch war. Reisen führten nach Italien, die weniger Begüterten konnten an Kaffeefahrten zum neu erbauten Kernkraftwerk, einem der Wunder der Technik, das noch niemand in Frage stellte, teilnehmen.

Dann platzte eine Bombe in diese heile schwarz-weiße Welt: Das Jahr 1968! Jedenfalls wird dies heute in den Medien manchmal so dargestellt. Ich war damals 10 Jahre alt, wir lebten nur 10 km von Heidelberg, einer der Hochburgen der Studentenbewegung, entfernt und bekamen den großen Aufstand nur über den neu angeschafften Fernseher mit. Ansonsten lebten die 60er Jahre fort, um in den »deutschen Herbst« zu münden. »68« war eine akademische Angelegenheit, als Arbeiterkind hatte ich trotz Sprachbegabung später die größte Mühe, die Texte der 68er überhaupt zu verstehen. Nur BILD übersetzte und berichtete von Kommunen, Gruppensex und Demonstrationen.

Aber die legendären »68er« ebneten uns die Bahn: Mein Jahrgang war der erste in der Grundschule, der nicht mehr geschlagen wurde, das Lernziel im Mädchengymnasium schwankte noch zwischen Tür und Angel, entweder gebildetes Deko-Objekt in einem Oberarzthaushalt zu werden oder einen ernsthaften Beruf zu ergreifen. Mein persönliches »1968« war das Jahr 1977. Im Jahr, als ich Abitur machte, wurde die Leibeigenschaft in Deutschland aufgehoben: Bis zu diesem Jahr konnten Ehemänner darüber entscheiden, ob »ihre« Frau berufstätig sein dürfe und konnten sogar deren Arbeitsplatz kündigen. Wer dies nicht glaubt, schaue einmal ins Internet, wo auf einigen Homepages »Ratschläge für die gute Ehefrau« aus der amerikanischen Zeitschrift »Housekeeping Monthly« von 1955 dokumentiert sind, z. B. »Schieben Sie ihm (dem von der Arbeit heimgekehrten Ehemann) ein Kissen zurecht und bieten Sie ihm an, seine Schuhe auszuziehen. Sprechen Sie mit leiser, sanfter und freundlicher Stimme.«[3]

Dieser Käfig war jetzt geöffnet und dann kam *EMMA*. Im Mädchengymnasium waren unsere Vorbilder Caroline von Monaco und Silvia von Schweden gewesen und dann titelte die erste *EMMA*-Ausgabe mit bunt gekleideten, »schlampigen« Frauen, die unsere älteren Schwestern hätten sein können. Ich erinnere mich noch, wie ich schüchtern am Kiosk nach *EMMA* fragte und der dicke Kioskbesitzer unter einem Stapel das Sexmagazin *Eva* hervorholte. »Nein, *EMMA*«, gab ich meiner Stimme Festigkeit. Da wurde er rot.

So bestärkt oder nicht bestärkt trat unser Jahrgang den Weg in die von den Eltern empfohlene Banklehre, die Ehe oder das Studium an. »Meine Zeit« waren die 80er Jahre und ich verstehe nicht, weshalb »Generation Golf« diese als langweilig empfand: Da gab es die Friedensbewegung, den Anti-Kernkraft-Protest, die Frauenbewegung und dazu sang Markus von der »Neuen deutschen Welle«: »Ich will Spaß!« Den hatten wir übrigens auch in den zahlreichen Frauengruppen an der Universität. Wir segelten im Windschatten der 68erinnen, trugen keine (!) lila Latzhosen, sondern diskutierten bei Linseneintopf und Whisky Themen wie »Heterosexualität als Grundbegriff der Patriarchatskritik«. Natürlich gab es auch Ausrutscher: So wurde in einem Wochenendseminar die vom freundlichen Hausmeister aufgestellte Vase mit Gladiolen entfernt, weil die Pflanze einen politisch inkorrekten, Gewalt verherrlichenden Namen (*gladius* = das Schwert) trug und eindeutig Phallusform hatte. Sonst aber träumten wir von Karriere und die Welt wurde besser von Tag zu Tag. Und dann wurden die ersten, so Mitte 30, arbeitslos. Oder ein Vertrag wurde nicht mehr verlängert. Die »sichere« Banklehre erwies sich auf einmal als krisenanfällige Angelegenheit. Das waren noch Vorbeben, nur wenige waren betroffen. Den Mauerfall erlebten einige weinend und jubelnd am Brandenburger Tor. Andere hatten keinen Bezug dazu, die Vereinigung mit Frankreich oder den Niederlanden wäre ebenso plausibel erschienen. Ich erfuhr die Nachricht vom Mauerfall im Spanienurlaub durch einen Einheimischen. Mein Begleiter und ich mussten – ganz deutsch – den Guten erstmals darüber aufklären, wie das so sei mit Deutschland, nämlich gar nicht so einfach usw. Damals ahnte ich noch nicht, dass ich aus der ersten Ehe meines Vaters eine Schwester »im Osten« habe. Mit der Mauer fielen auch Feindbilder, Blöcke und politische Utopien. Der Krieg in Ex-Jugoslawien machte erschreckend deutlich, dass auch mitten in Europa Krieg und Barbarei noch möglich sind. Ein dumpfes Gefühl machte sich breit. Kühnste Träume erfüllten sich: Die GRÜNEN an der Macht! Eine Frau an der Spitze des Staates! Und einige von uns hatten sogar die ersehnte Karriere gemacht. Aber wie das so ist mit erhörten Gebeten … Und die Musik wird auch immer schlechter. Einige machen unbeirrt weiter und bleiben ihren Idealen treu – das sind die, die heute von Neokonservativen als »Gutmenschen« verspottet werden. Andere sind nur halb so gut: Aus dem politischen Engagement für unterdrückte Völker zogen sie sich in die Gestaltung der unmittelbaren Nachbarschaft zurück, in Hospiz- und Trauergruppen, Second-Hand-Läden, Vespertafeln oder traten die Flucht auf den Jakobsweg, in die Psychotherapie oder Esoterik an.

Und jetzt sind wir 40 oder 50 oder 55 und könnten uns endlich einmal zurücklehnen. Aber da sind die Evas, die uns an den Herd zurückzerren wollen, ganz zu schweigen von den alten Adams, die uns als demographische Problemzone definieren. Ja, es geht uns besser als unseren Eltern – wir werden älter als sie, sind gesünder, sehen jünger aus. Damit es so bleibt und auch nachfolgenden Generationen möglich ist, reicht ein Liegestuhl auf dem Kreuzfahrtschiff als Vision nicht aus. Die ersten unter uns fangen an,

Wohnprojekte oder Hilfsnetzwerke im Alter zu planen. Andere wenden sich traditionelleren »Ehrenämtern« oder freiwilligem Engagement im sozialen oder Umweltbereich zu. Vieles wartet darauf, von uns entdeckt und ausprobiert zu werden. Davor haben wir in der Lebensmitte aber Zeit, uns neu zu justieren, zu resümieren, wie wir gelebt haben und was wir in Zukunft noch wollen. Vielleicht bei einem Brot mit Rübensirup und einer Waldmeisterbrause.

Aber bitte mit Sahne! Über Vorbilder

»Welche reifen Frauen haben Sie in ihrer Jugend bewundert?« fragt sinngemäß der lesenswerte Ratgeber *Heiße Jahre* von Sigrid Engelbrecht.[4] Ja, da geht es doch schon los. In meiner Jugend gab es keine »reifen« Frauen, nur alte und das Alter begann ab 30 und hobelte alle gleich. Natürlich gab es die ganz alten Frauen wie meine Oma. Wir müssen aber bedenken: dass ein Kind heute Großeltern, in Patchworkfamilien gar Stiefgroßeltern hat, ist neu. Durch Krieg und Flucht hatten »unsere Jahrgänge« oft keine Großeltern oder nur ein Großelternteil. Meine Oma, die von einer minimalen Rente leben musste, war noch eine »echte« Oma, die mir Märchen vorlas und Pudding kochte. Dann gab es noch die Oma meines Freundes Jochen, die ein ganzes Haus bewohnte, ondulierte weiße Haare hatte und so stinkreich war, dass wir Kinder uns auf dem Weg vom Kindergarten jeden Tag ein Klümpchen Kandis aus einer Kristalldose nehmen durften. Wenn ich heute vor dem Spiegel stehe und denke, dass ich noch eine recht gute Figur habe, fällt mir manchmal blitzartig ein, dass meine Oma in meinem Alter damals gerade mit meiner Mutter zu Fuß auf der Flucht aus Ostpreußen war. Die Kinder der Großmütter, also unsere Eltern, waren irgendwie diffus alt, egal ob 30 oder 50. Nur meine Eltern quälten mich mit der mir damals völlig unverständlichen Frage: »Schämst du dich denn in der Schule nicht, dass du so alte Eltern hast?« Meine Mutter war bei meiner Geburt 32 Jahre alt gewesen. Wieso schämen – alle Eltern waren alt, deswegen hießen sie ja auch Eltern. Der Unsinn »Ich bin meiner Tochter eher eine ältere Schwester als eine Mutter« blieb uns noch erspart. Vor meinem geistigen Auge taucht eine 50jährige im bauchfreien Top neben ihrer Tochter auf, wobei die Mutter natürlich wesentlich schlanker ist. Die eigene Mutter als erotische Fressfeindin – nein danke!

Ich wusste später als Jugendliche zwar, dass es so etwas wie »Wechseljahre« gab, bekam davon aber nichts mit. Es interessierte mich nicht. Darüber redete frau nicht.

Es war halt eine kritische Phase, die irgendwann vorbei ging. Frau ließ sich nichts anmerken. Dies hatte auch sein Gutes: Wechseljahre waren noch keine der ärztlichen Betreuung bedürftige Krankheit, die unweigerlich zu Siechtum und Verfall führte. Als einziges Zeichen fiel mir nur auf, dass meine immer bescheidene Mutter plötzlich zu »Douglas« ging und sich im Bad Cremes »nur aus der Apotheke« stauten. Sie muss sehr alleine gewesen sein damals.

Der Blick der Jugend ignorierte ältere Menschen. In der Schule bekamen wir Vorbilder gezeigt: Sophie Scholl, Martin Luther King, Dietrich Bonhoeffer. Zwecks Provokation der Lehrer ergänzten wir die Reihe um Rosa Luxemburg, Che und Elvis. Alle diese Menschen – einschließlich Jesus – starben relativ jung. Eine oder einer, der recht und schlecht überlebt hatte, war irgendwie obskur und taugte nicht zum Helden. Die Überlebenden – Frauen – waren auch nicht sehr attraktiv: »Reife« Frauen begegneten uns seitenweise unter der Rubrik »Frauliche Mode« im Versandhauskatalog: Sie hatten kurze, durch Dauerwellen betonierte Haare, waren füllig und trugen pastellfarbene Kartoffelsäcke mit »Wiener Nähten«. Passend dazu wurden altersgerechte Dessous in Form von fleischfarbenen BHs, »Korseletts« und über Hüfte und Bauch reichenden »Schlüpfern« angeboten. Am nachhaltigsten aber hat das Bild »reiferer« Frauen der Kulturschaffende Udo Jürgens in einem heute noch auch auf Frauenfeten gespielten Schlager geprägt:

Sie treffen sich täglich um viertel nach drei,
am Stammtisch im Eck in der Konditorei,
und blasen zum Sturm auf das Kuchenbuffet,
auf Schwarzwälder Kirsch und auf Sahnebaiser,
auf Früchteeis, Ananas, Kirsch und Banane,
ABER BITTE MIT SAHNE
Sie schwatzen und schmatzen, dann holen sie sich
noch Buttercremetorte und Bienenstich,
sie pusten und prusten, fast geht nichts mehr rein,
nur ein Mohrenkopf höchstens, denn Ordnung muss sein
Bei Mathilde, Ottilie, Marie und Liliane,
ABER BITTE MIT SAHNE[5]

Für mich und meine Freundinnen stand fest: »so« werden wir mal nicht. Dick, dauergewellt, Sahnetorte essend – instinktiv witterten wir das als ein Zeichen dafür, dass diese älteren Frauen resigniert hatten. Ja, ich denke, das Leben unserer Mütter war wesentlich eingeschränkter als unseres: Sie klammerten sich an uns, die wir es »einmal besser haben sollten« und warteten auf die Pensionierung des Mannes, wo die kleine Freiheit im Schrebergarten und auf Wanderungen genossen wurde. Den Mallorca- und Kreuzfahrtsrentner gab es damals noch nicht; er oder sie stellt für mich auch keine Option dar. Die mit Eifer verschlungenen feministischen Klassiker unterstützten diese düstere Aussicht noch. In Schwarzers *Kleinem Unterschied* offenbarte sich das Sexualleben unserer Mütter als einzige Fron. Das Wechseljahrsbuch *Das unsichtbare Geschlecht* von Doritt Cadura-Saf[6] machte mir allein durch seinen Titel ungeheure Angst, so dass der emanzipatorische Inhalt nicht viel dagegen ausrichten konnte. Es war mit Bildern Kittelschürzen tragender, Wurst abschneidender, faltiger Frauen mit herabgezogenen Mundwinkeln illustriert. Ab 50 hatte man keine große Wahl mehr. Nur ab und zu schreckten Boulevardzeitungen mit Artikeln über verrückt gewordene alte Frauen, die ihren braven ehrlichen Angetrauten mir nichts dir nichts vor dem Fernseher sitzen ließen und aus der Ehe ausbrachen. »Was will die Frau? Einen Hallodri als Mann?« fragten die Blätter. Aber das sind Zeiten, die Jüngere nur aus nostalgischen Wiederholungen des *Kommissars* oder des *Alten* kennen.

»Eine gute Nachricht! In der Zeitung steht: Der Trend geht zur reiferen Frau«, frohlockte eine Freundin anlässlich meines Geburtstags. Es war der 30. Seitdem scheint es erfreulicherweise im Zehnjahresrhythmus aufwärts zu gehen. Mit jedem runden Geburtstag scheine ich gerade »im Trend« zu liegen, vor 10 Jahren waren 40jährige Powerfrauen gefragt, heute sind es Frauen ab 50 oder 60. Ganz neue »Vorbilder« werden präsentiert – Frauen wie Iris Berben und Senta Berger, die zeigen, wie attraktiv ältere Frauen sein können. Dies hat nur den kleinen Schönheitsfehler, dass ich noch nie so ausgesehen habe wie Senta Berger und dies wohl auch nicht mehr schaffen werde. Solche Vorbilder können leicht wieder zu Keulen werden: Sieh her, die haben's doch auch geschafft, mit Cellulite und schwabbelnden Oberarmen fertig zu werden! Auch in Hinblick auf Vorbilder lebt meine Generation zwischen Tür und Angel – da sind die die Jugend geprägt habenden Bilder resignierter Frauen, sauberer Clementinen und italienischer Mammas und die neuen verheißungsvollen, aber auch fordernden Hochglanzbilder der prominenten oder unbekannten 40-, 50-, 60jährigen, die mit ihrem Alter zufrieden sind.

Vorbilder? Warum sollte man sich ein anderes Leben anziehen, wenn es doch gilt, erst einmal das eigene zu entdecken? »Vorbildlich« ist für mich eher die Vielfalt, die ich bei meinen gleichaltrigen und älteren Freundinnen entdecke, auch wenn ich deren Lebensentwürfe nicht immer teile.

Iris, 62, fiebert als Lehrerin ihrem Vorruhestand entgegen, um endlich exzessiv malen zu können, während meine Kollegin Carla, 55, sich jetzt für eine zweite aufwändige Management-Fortbildung angemeldet hat, um sich beruflich noch einmal neu auszurichten.

Joane leidet immer noch darunter, wegen einer Jüngeren von ihrem Mann verlassen worden zu sein, hat sich aber mit eigener Beratungspraxis selbständig gemacht und reist allein nach Rom oder Argentinien. Marlene, 54, war auf einmal die aufopferungsvolle soziale Arbeit leid und hat sich als Dozentin selbständig gemacht.

Viele wenige Jahre ältere Kolleginnen erfreuen sich an ihren Enkeln, während andere jüngere Liebhaber nehmen. Wir werden mit dieser Freiheit zur Option unterschiedlicher Lebensformen leben müssen, sie lohnt sich.

Kapitel 2
Wie wir uns verändern

Die Stimme des Körpers

Vielfältige Frauen

Den Wanderurlaub in der Toskana, den ich mir mit 30 Jahren gegönnt habe, hatte ich mir schöner vorgestellt. Entsprechend pastellfarbig ist die Erinnerung daran. Weinberge und Felder in »Rentnerbeige« sozusagen. Aber mein Körper vergisst nichts. Bei einer der Wanderungen hatte ich mir an der Schulter den ersten Sonnenbrand meines Lebens geholt. Damals wollte man noch nichts vom schädlichen Einfluss der Sonne wissen, ich war sogar ein bisschen stolz. War es doch meine Initiation in den Kreis der Sonnenfreunde, den ich als hitzeempfindliche Rothaarige bisher gemieden hatte. Mein Körper nimmt mir dies heute noch übel. Bei jeder passenden Gelegenheit – Windpocken, Allergien, Irritationen – schmerzt diese Stelle und ist mit einer besonders dicken Schicht von Pusteln überzogen. Bei starker nervlicher Anspannung melden sich Phantomschmerzen eines längst gezogenen Zahns, während mein bewusstes Gedächtnis erlebte Schmerzen sehr schnell vergisst. Manche Erinnerungen sind auf den Leib geschrieben. Die Körper meiner Eltern waren, soweit ich sie überhaupt unbekleidet gesehen habe, eine merkwürdige Landkarte des vergangenen Krieges aus verheilten Schusswunden und Narben von Granatsplittern und Schlägen.

Wir haben heute Glück, dass unsere »Lebenszeichen« – sofern nicht durch Unfälle oder Operationen geprägt – freundlicher eingezeichnet wurden. Wir mögen sie trotzdem nicht besonders. Ich rede von Falten. Mein Verhältnis diesen Lebenslinien gegenüber ist so tief gespalten wie meine Zorn- und Denkfalte über der Nasenwurzel, das Stigma meines Jugend- und Erwachsenenalters, das ich erst jetzt zu akzeptieren gelernt habe. Drückt Energie und Willenskraft aus, beim Mann jedenfalls, folglich auch bei mir. Ich würde nie Nervengift spritzen, mein Gesicht ist doch kein Schützengraben, habe aber gegen Runzeln, Fältchen, Hautalterung ein kleines Arsenal von Cremes »für reife Haut« und »Anti Aging« angelegt. Beipackzettel und Werbung lesen sich größtenteils absurd. »80 % Faltenreduktion in 30 Tagen bei 95 von 100 erprobenden Frauen«, wobei ich regelmäßig zu den übrigen fünf gehöre und die nächste Creme (»füllt Falten auf«) probiere. Gute Pflege halte ich dennoch für wichtig und bin stolz, dass meine damals 70jährige Mutter noch vom Pflegeheim aus in die Apotheke gefahren werden wollte, um eine wirklich gute Gesichtscreme zu kaufen. Das hat etwas mit Selbstachtung zu tun. Ich misstraue auch den lockeren Bekenntnissen anderer, auf keine hart erarbeitete Falte verzichten zu wollen. In der Pause eines Seminars begannen wir mittelalten Frauen, gegenseitig unsere Falten zu bewundern. Ich war froh, als eine 80jährige Teilnehmerin, auf ihre filigranen Stirnfältchen hingewiesen, blaffte: »Mit 60 hatte ich das Zeug noch nicht.« Auch das ewige Gerede von den lustigen Lachfältchen geht mir auf die Nerven. Die Falten unter meinen Augen kommen eben auch vom Heulen. Wo »Tränensäcke« drauf steht, sind auch Tränen drin.

An dieser Stelle mischt sich mein Verstand ein, um den Körper zu verteidigen, obwohl beide nicht immer im Einklang miteinander stehen. Dass Falten Männer interessant, Frauen hässlich machen, ist ein sexistisches Urteil, das über den Weg der »Attraktivität« das Machtgefälle zwischen den Geschlechtern sichern soll. Mag auch Angela Merkel die mächtigste Frau der Welt sein, immer noch wird hämisch auf ihre gesenkten Mundwinkel hingewiesen. Was in der großen Politik gilt, gilt auch im Kleinen: Ich habe gehört, dass es »erfahrene« Männer gar nicht mögen, wenn ihre Partnerinnen vor ihnen allzu viele andere Männer hatten. Erfahrungen werden uns Frauen offensichtlich nicht gegönnt. Zu meiner Erziehung zur Weiblichkeit in jungen Jahren zählte auch der unsägliche Ratschlag einer Frauenzeitschrift, als »Dame« das Gesicht möglichst unbewegt und steif zu halten, weil Mimik Falten einpräge. Die Tragik lag darin, dass wir jungen Mädchen das ernst nahmen! Mädchen und Frauen sollen unbeschriebene Blätter sein. Die »Schönheit« vieler Models liegt eben darin, dass ihre Gesichter möglichst wenig aussagen und für jedes Make-up und jede gedankliche Projektion offen sind. Das ist öde. Zur Anziehung gehören Energie, Charakter, eine einzigartige Lebensgeschichte – und das alles hinterlässt nun einmal Spuren. Die attraktivste Frau der Welt ist für mich immer noch Jeanne Moreau mit ihrem leicht asymmetrischen Gesicht. Ich halte es stundenlang vor dem Fernseher aus, nur um die Augen von Bette Davis zu sehen. Charakter macht schön. Wollen wir Männer, die uns mögen, weil wir unerfahren und von ihrem Lebensgriffel prägbar scheinen? Eigentlich nicht. Hören wir lieber auf Frauenkenner wie den älteren Parisreisenden in einer Erzählung von Julian Barnes: »Auf Frauen jenseits einer gewissen Altersgrenze angewandt, bedeutete es (das Wort »hübsch«) soviel wie *sah früher mal gut aus.* Ein grobes Missverständnis, denn Schönheit war etwas, das sich bei Frauen erst allmählich entwickelte, im Allgemeinen um die Dreißig, und das sie später nur selten ablegten. Frühreife, ordinäre Unschuld war etwas ganz anderes. Schönheit war die abgeleitete Funktion von Selbsterkenntnis plus Kenntnis der Welt; daher konnte man logischerweise höchstens bruchstückhaft schön sein, bevor man um die Dreißig war.«[7]

Wohl in der Haut

Männer am Nebentisch.
Mit etwas Glück
werden die denken,
dass ich einmal schön war,
nicht ahnend das schüchterne Mädchen,
den Blick auf die Straße gesenkt,
die verängstigte Frau.
Schaut einmal ein Mann,
prüft sie sich heimlich im Spiegel –
die Wimperntusche verlaufen?
Die Nase vor Kälte ganz rot?
Dass diese Männer nichts ahnen,
ist den Abend schon wert.

Seit 15 Minuten umkreise ich das Schaufenster der Apotheke. Soll ich oder soll ich nicht? Hier kennt mich jedenfalls keiner. Ich werde einfach jetzt reingehen, die Packung auf den Tisch legen und der Verkäuferin fest in die Augen schauen. Oder soll ich sagen, es ist für eine Bekannte? Nein, das fällt auf. Außerdem ist es doch etwas ganz Natürliches! Lässig greife ich das Anti-Cellulite-Gel und lege es an die Kasse. Hoffentlich sind die beiden Jugendlichen da hinten noch eine Weile beschäftigt. »Das ist aber nur zur Prävention«, klärt mich die Apothekerin auf, »es gibt dann noch die Intensivlotion gegen ausgeprägte Orangenhaut.« Von wegen – die kostet 20 Euro mehr. »Natürlich zur Prävention«, erwidere ich, »ich hab ja noch nichts.« Das entspricht nicht ganz der Wahrheit, aber die kleinen Dellen halten sich noch in Grenzen. Diese seltsame Schwebe des »noch nicht«. Früher war ich abwechselnd schlank, zu dick, mager, vollbusig – auf einmal bin ich im Zustand des »noch«. Mein Körper ist »für mein Alter« noch recht schlank, ich bin »immer noch« attraktiv. Die Vergänglichkeit wirft schon Schatten voraus. Dies macht mir meinen Körper zum ersten Mal lieb. Ich bin nämlich nicht »immer noch« attraktiv, sondern seit vier Jahren »erstmals«. Das ist durch kein Wunder einer guten Fee noch eine Operation geschehen, sondern liegt einzig und allein an meiner toleranteren Sicht auf mich selbst. Denn zufrieden war ich mit meinem Körper nie.

Wenn ich alte Fotos betrachte, sehe ich mit acht Jahren rank und schlank aus. Aber das ist es nicht allein – ich sehe so eins mit mir aus, ich fühlte mich in meinem Körper wohl! Wann hörte dieser Zustand auf? Als in der Pubertät ein Körperteil nicht mehr zum andern passte? Aber das war bei den Jungs doch genauso. Wie bei der Elefantendressur bereits gezähmte Tiere ihre wilden Artgenossen anlocken und dann brutal in die Knie zwingen, ging es bei meiner damaligen Dressur zur Weiblichkeit zu. Frau sein hieß, nie mit sich und seinem Körper zufrieden sein zu dürfen. Intensiver als Mathematik und Physik habe ich an meiner Mädchenschule den vergleichenden Blick gelernt – und das lag nicht an den Lehrern. Im Religionsunterricht hatten wir noch gelernt, dass unser Körper der Tempel des Herrn ist. Aus Frauenzeitschriften erfuhr ich, dass er eine Anhäufung von Problemzonen sei. Mein sichtbares Ich eine Problemzone! Klang nach der damaligen »Ostzone« und nach Schäbigkeit. Und jede kleine Abweichung konnte so ein Problem werden! Auch die Cellulite ist ja eine relativ neue Erfindung, mit der sich viel Geld verdienen lässt. Im Erotik-Museum auf der Rambla in Barcelona sah ich mit meinen Freundinnen vor Jahren einen historischen, in Brauntönen dahinflimmernden frühen Pornofilm. Das wirklich Verblüffende daran waren für uns die vielen Dellen und Grübchen, mit denen die Darstellerin übersät war. Vor 100 Jahren schien dies der Lust keinen Abbruch getan zu haben. Wirklich obszön ist nicht dieser eher putzige Film, sondern der abschätzige Blick auf den eigenen und andere Körper. Die Vergänglichkeit klopft an – ist dies ein Grund, das Gefährdete zu hassen oder zu lieben? Liebe zum Leben votiert eindeutig zu letzterer Option. Dennoch bürste ich weiter meine Schenkel und reibe sie mit dem neu erstandenen Gel ein. Diese Knitterfalten über den Ellbogen sehen auch bei milder Betrachtung nicht unbedingt schön aus. Sie bekommen eine Extraportion duftendes Lavendelöl. Es geht auch nicht darum, sich plötzlich als makellos zu sehen, sondern darum, endlich wieder Herrin im eigenen Haus zu werden. Gegen aufsteigende Depressionen und gegen die Registrierung weiterer Falten am Hals und wabbelnder Oberschenkel hilft mir manchmal eine kleine Übung: Ich stelle beide Füße fest auf die Erde und spüre den Boden unter mir. Ich spüre meinem Atem nach, er belebt meine Nase, die Brustregion, zieht in jeden einzelnen Finger, hebt und senkt den Bauch und heftet sich an die Zehen. Das bin ich, das ist mein Körper, ich bin da. Noch und trotz alledem.

Nackte Tatsachen

»Iiihihi!« Der nette junge Verkäufer beim Bäcker kommt mittags wieder einmal mit dem Brötchenverkauf nicht nach. Gelangweilt haben die zwei Männer vor mir sich die ausliegende Boulevardzeitung gegriffen. Auf der Titelseite die 60jährige Uschi Glas im Bikini. Es ist die Altersangabe, die die beiden Männer zu wiehernden Eseln macht. »Dass die sich nicht schämt!« Wofür? Immer öfter werden in den Medien knapp bekleidete Frauen über 50 abgebildet, so manches Fotogeschäft hat eine neue Kundinnengruppe entdeckt – ein Fortschritt? Eine Umerziehung der Augen, die nur glatte Haut gewöhnt sind? Nein, meint Julia Onken, mit dem Buch *Feuerzeichenfrau* eine Pionierin der selbstbewussten Wechseljahre, dadurch setzten wir Frauen uns wieder dem über unseren Marktwert entscheidenden Blick aus, hielten aber dem Vergleich mit jungen Menschen nicht stand.[8] Ja, es hat etwas Bittendes – schau her, so ansehnlich bin ich noch. Diese Bittstellerhaltung kann allerdings auch auf anderen Gebieten beobachtet werden – beim Seniorenstudium beispielsweise. Es ist das Recht eines älteren Menschen, stolz auf seinen Körper und seinen Verstand zu sein – fatal ist aber der damit manchmal verbundene Wunsch nach Anerkennung: Schaut, das kann ich noch! Statt: Ich will das und ich tue das! Berufsjugendliche, die noch ab 50 jede Mode mitmachen, wirken lächerlich.

Dies gilt ebenso für Männer, die sich mit 60 noch als »Lausbub« bezeichnen. Das Inadäquate liegt nicht im »jugendlichen« Auftritt, sondern in dem mangelnden in sich selbst Ruhen, sich selbst Gesetz sein, das auf Requisiten zurückgreifen muss und den Schonraum junger Menschen für sich usurpiert und kolonialisiert. Bauchfreie Tops, Strings und Piercings an den unmöglichsten Stellen sind die Reservate Jugendlicher, um Erwachsene sich aufregen zu lassen und sich von ihnen abzugrenzen. Hier konkurrieren zu wollen, heißt, diesen Schonraum ebenso wenig zu achten wie die eigene, aber andere Attraktivität.

Verstecken sollten wir uns allerdings deshalb noch lange nicht. Der Artikel von Julia Onken, der Aktbilder älterer Frauen scharf kritisierte als der Emanzipation und »neuen Gelassenheit« unwürdig, erfuhr im nachfolgenden EMMA-Heft[9] seinerseits heftige Kritik – von Frauen über 50 und jungen Frauen, die solche Vorbilder für sich einforderten. Und solche sind dringend nötig. In meinem früheren Wohnort Heidelberg, der Heimat bunter Vögel, fiel mir immer wieder eine Frau auf: Sie hatte eine wunderschöne Figur und schöne Beine, die sie durch eng anliegende, kurze Kleider unterstrich. Ihrem Gesicht sah man allerdings die mindestens 60 Jahre an. »Von hinten Lyzeum, von vorne Museum«, schoss es mir durch den

Kopf. Aber ist dies nicht nur wieder solch ein Spruch, mit dem wir Frauen uns untereinander vergleichen und gegenseitig abwerten? Diese Frau war mutig, interessant und schön – störte der Splitter ihrer jugendlichen Inszenierung in fremden Augen oder war es eher der Balken des Neids? Hätte sie ihren Körper in beigen Hosen mit Gummizug und Blusen mit Schalkragen neutralisieren sollen?

Wäre auf der oben genannten Zeitung die 50jährige Madonna abgebildet gewesen, hätten die Männer vermutlich nicht so reagiert, sie hätten sich einfach nicht getraut. Nicht, weil Madonna schlanker wäre, sondern weil sie von Beginn ihrer Karriere an immer mit Mann-Frau-Klischees, später dann mit Lebensalterklischees aggressiv gespielt und diese damit auch in Frage gestellt hat. Sie unterwirft sich nicht, sondern entwirft sich und passt ihre Entwürfe ihrem Lebensalter an. Frauen ab 50 können offensiv ihr Begehren ausleben und ihre eigenen Schönheitsmaßstäbe setzen, eben weil sie »konkurrenzlos« sind. Das macht schön und entspricht sogar der Bibel. In ihrem Buch *Die Körpersymbolik der Bibel* weisen Silvia Schroer und Thomas Staubli nach, dass das Schönheitsideal des antiken Orients sich deutlich von unserem heutigen unterschied – »schön« machten nicht Ebenmaß und elegante Körperformen, sondern »der Ausdruck und die Dynamik der beschriebenen Person. Wenn die Liebenden im Hohenlied einander sagen: »Deine Augen sind Tauben«, dann geht es nicht um die Form der Augen, sondern um die Qualität des verliebten, liebenden Blicks.«[10] Begehren, Mitgefühl, Energie machen Schönheit aus, und die können auch in einem kranken oder behinderten Körper wohnen. Während Wissenschaftler heute Zeit und Geld verschleudern, um Gesichter zu vermessen und »Idealformen« zu errechnen, die angeblich universal als schön wahrgenommen werden, können wir uns genüsslich auf die biblische Botschaft und unser eigentliches Wünschen und Begehren besinnen.

Die Ballade von der gesetzlosen Schönheit

Wir haben keine Regel mehr oder stehen kurz davor, sie zu verlieren. Dann sind wir Gesetzlose und Desperadas. »Ich bin das Gesetz«, pflegt in Ermangelung weiblicher Vorbilder der Westernheld in solch einer Situation zu verlautbaren. Manchmal gelingt uns das Leben nach eigenen Regeln schon ganz gut, etwa in der Sexualität, wo gereifte Frauen sich nicht mehr von Dr. Sommer, AMICA oder auch EMMA vorschreiben lassen, was sie zu tun oder zu lassen haben. Auf anderen Gebieten ist es schwieriger, besonders dort, wo korrupte Sheriffs und fiese Ranchbesitzerinnen einer das Leben schwer machen: Ich meine das Thema »Schönheit«. Zwar gibt es zunehmend Kosmetikhersteller, die mit der nicht genormten Schönheit der mittelalten und alten Frau werben, aber dies ist auch der Berufstätigkeit und der damit zunehmenden Zahlungskraft unserer Generation geschuldet. Schönheit hat wie Religion mit Macht zu tun und steht daher in Gefahr, von Dogmatikerinnen und Fundamentalistinnen missbraucht zu werden. Den »Zeugen Jehovas« mögen wir am Sonntagmorgen die Tür weisen, Frauenzeitschriften, »wissenschaftliche« Untersuchungen und »Freundinnen« lassen sich nicht so leicht abwimmeln, wenn sie für Cellulite, Falten, Doppelkinne die Höllenqual künftiger Einsamkeit heraufbeschwören. Damit es richtig weh tut, hier mein eigenes Beispiel: Ich habe rötliche Haare und bin daher mit einer sehr weißen Haut begnadet. Als Kind machte mir das nichts aus und vor dem Spiegel allein finde ich mich eigentlich damit sehr schön. Eigentlich und ganz privat, denn im Alter von acht Jahren war die Schonzeit für Wechselbälger abgelaufen: Ich musste »Rotbäckchen« trinken (»Das Kind ist so blass!«) und auf der Mädchenschule ging es richtig los: Bleichgesicht, Grottenolm! Gehst du denn nie in die Sonne? »Wenn die andern älter werden, bekommen die eine Haut wie ein Elefant«, versuchte meine Mutter zu trösten. Bei allem Mitleid mit den gefangenen Tieren schaue ich mir die zwei Elefanten, an denen ich heute auf meinem Weg zur Arbeit vorbeikomme, mit etwas Häme an – gut sehen die mit ihrer Faltenhaut wirklich nicht aus! Dennoch: »Mach doch mal Ferien, damit du endlich Farbe kriegst«, mit diesem Satz konnte die unscheinbarste Frau mich noch bis vor kurzem in die Knie zwingen. Hilfe kam in diesem Fall tatsächlich von einem Prinzen, einem afrikanischen Freund. Plötzlich waren bisherige Werte glatt umgebogen. »Geh ja nicht zu sehr in die Sonne! Du musst unbedingt so bleiben«, wurde ich vor jedem Urlaub gemahnt. Natürlich hätte ich jetzt politisch korrekt mit dem jungen Mann die kulturellen Folgen des Kolonialismus und der Globalisierung diskutieren müssen, aber ich war fast 50 Jahre lang selbst Kolonie gewesen, im Kopf. Und damit stehe ich nicht allein: Ich kenne einige sehr gut aussehende Frauen, die sich aufgrund eines völlig unsichtbaren Schönheitsfehlers hässlich fanden oder noch finden. »Blasse Haut« steht austauschbar für »schiefe Nase«, »zu flacher oder zu großer Hintern«, »zu kleine oder zu große Brüste, … Bauch, … Beine«, »zu dünnes oder unfrisierbares Haar«. Zeit für den Aufstand. »Desperado« definiert der Duden als den »zu jeder Verzweiflungstat bereiten Abenteurer«. Als Desperadas haben wir die Hoffnung aufgegeben, dass sich von selbst an Vorurteilen etwas ändert; wir sind nicht verzweifelt, aber wütend und stürzen uns ins Abenteuer des eigenen Denkens.

John Wayne fragt sich vor einem Duell nicht, ob er auch gut rasiert ist oder ein Doppelkinn hat. Wir stehen um zwölf Uhr mittags vor dem Showdown des Lebens und sollten uns deshalb auch nicht mit Kleinigkeiten aufhalten. Wir sind ab jetzt das Gesetz und sagen, dass wir uns schön finden!

Das haben Sie schon alles 100mal gelesen und selbst gedacht? Ich auch! Das hat aber nichts geändert? Das kann ich leider auch bestätigen – dennoch: weise Schildkröten schieben sich Stück für Stück voran! Hier zwei kleine Übungen:

Frage: Was finden Sie persönlich »schön«? Gleichmaß? Beseeltheit? Bewegung? Güte? Lebenslust?

Wäre mein afrikanischer Freund ausgebildeter Coach, hätte er an mir eine Menge verdient. Die Umwandlung der Werte heißt im Neurolinguistischen Programmieren »Reframing«, also einer ungeliebten Verhaltensweise oder Eigenschaft einen anderen Rahmen geben, sie in einen anderen Kontext stellen. Eigenschaften und Verhaltensweisen sind nicht an sich schlecht, sondern immer in einem Zusammenhang. Weiße Haut zeugte im Kontext der Adelsherrschaft und des Großbürgertums davon, dass ihre Trägerin von anstrengender Arbeit im Freien befreit war. Im Rahmen des Wirtschaftswunders bedeutete sie, dass sich meine Eltern keinen Urlaub im Süden leisten konnten, nichts weiter.

Üben wir das Reframing einmal an einem botanischen Beispiel, dem Mauerblümchen:

- *Diese Pflanze entwickelt auf dürrstem Grund ihre Stärke;*
- *Sie sprengt Mauern, Betonplatten und Pflaster und*
- *»unter dem Pflaster liegt der Strand«. Das Mauerblümchen ist eine Revolutionärin!*
- *Es gedeiht und blüht nach eigenen, natürlichen Gesetzen.*
- *Oder möchten Sie lieber eine auf Gärtnerhand angewiesene Zuchtpflanze sein, deren Pflege und Ernte Billigarbeiterinnen die Gesundheit kostet?*
- *Das weibliche Mauerblümchen hat manche inneren und äußeren Widerstände zu überwinden, fällt auf den ersten Blick nicht auf, wird dadurch aber stark, bunt und nicht gleich von jedem Deppen gepflückt, um dann zu vertrocknen.*

Sie können diese Umwandlung der Werte jetzt auf mindestens einen ungeliebten Körperteil übertragen. Finden Sie mindestens fünf gute Gründe und liebevolle Sätze für ihn!

Die zweite Übung: Denken Sie sich einmal in eine Situation als Kind oder Erwachsene, in der Sie »ganz Sie selbst«, einfach nur da waren: auf einer Bergwanderung, als auf halber Höhe der Platzregen losging und Sie dennoch weitergingen, bis sie verdreckt auf der Höhe ankamen, wo die Sonne wieder durchbrach und im Gasthof ein wärmender Schnaps auf Sie wartete;
bei der Gartenarbeit,
als Sie immer tiefer in einen geheimnisvollen Wald eingedrungen sind,
am Krankenbett,
beim Schreiben,
in einer stillen Mondnacht,
beim Atmen, Schmecken, Riechen, Fühlen …
haben Sie da an Haut (Haar, Busen Bauch usw.) gedacht, spielten sie irgendeine Rolle? Nein, denn Sie waren DA, ganz und gar lebendig. Und darauf kommt es an!

Verwelken

Schon wieder eine Laufmasche! Diesmal hat sich ein Zeh durch die Strumpfhose gebohrt. Gut, dass ich gestern noch schnell in der Drogerie war und mir eine neue besorgt habe. Ich will heute in einen Gottesdienst und ziehe daher rasch die neuen Strümpfe an. Ich erschrecke fürchterlich – sie sind dunkelbraun, blickdicht, grobmaschig und verwandeln die Beine in zwei gestaltlose Röhren. Ich habe in der Eile Stützstrümpfe statt »Seidenglatt. Glänzend« gegriffen. So gehe ich nicht in die Kirche! Lieber das Loch geschickt verstecken. An der Straßenbahnhaltestelle spricht mich ein Mann an: »Sie sind aber eine hübsche Frau!« Er ist angetrunken, aber egal. Ich bin ihm dankbar. Gerade nochmal davongekommen.

Stützstrümpfe sind sicher eine hilfreiche Erfindung, aber mein eigener Anblick hatte mich doch erschreckt. Das würde meine Zukunft sein, obwohl ich noch nicht so aussehe. Ich erinnere mich, wie ich mit Mitte 30 in der Nachbarschaftshilfe arbeitete und alte Frauen anziehen half, an ihre durch Bettlägerigkeit dünn und schlaff gewordenen Schenkel. Diese Kraftlosigkeit weckte Mitleid in mir. Damals lag diese Zukunft noch in einigem Abstand vor mir, jetzt ist sie näher gerückt. Allen Kampagnen zum Trotz, die ältere, faltige Haut und alte Gesichter als schön präsentieren – und ich bin sehr dankbar dafür – stimmt mich doch traurig, Abschied von der Elastizität des eigenen Körpers zu nehmen. »Da gibt es ein Zaubermittel, aber Sie hören das ja nicht gerne«, sagt mir der Arzt. »Es heißt Sport!« Von wegen! Ich begegne ihnen ja auch, ganzen Scharen von Frauen meines

Alters, die den Wald mit Nordic Walking-Stöcken beharken, das sportliche Paar »junger Alter«, das auf Buchtiteln regelmäßig den Strand entlangprescht. Natürlich ist Bewegung wichtig, hält nicht nur gesund, sondern ist auch ein mildes Antidepressivum. Aber es geht mir nicht um »Fit bleiben«, sondern um die Trauer des Abschieds. Nicht, dass ich in jüngeren Jahren meinen Körper geschätzt hätte, es gab immer etwas auszusetzen. Es tut mir leid, dir solch ein Unrecht zugefügt zu haben, lieber Freund, der eigentlich gar nicht so schlecht aussieht und der viele durchgemachte Nächte und Unvernünftigkeiten erstaunlich zäh ertragen hat, ohne sich zu wehren. Wie ich in den Jahren ab 40 selbstbewusster geworden bin und öfter mal Nein sage, scheint mein Körper sich auch mir gegenüber zu emanzipieren. Die aus Geselligkeit mitgerauchte Zigarette toleriert er nicht mehr, auch das dritte Glas Wein lässt er nicht mehr ungestraft durchgehen. Wir sind aufeinander angewiesen, ich und er. Zur Reue, ihn ständig als fett, problemzonig usw. abgekanzelt zu haben, ist es jetzt zu spät. Ich kann ihm nur noch danken, indem ich das kultiviere und genieße, was ich kann – noch kurze Röcke und enge Kleider tragen, noch komme ich leicht die Treppe in den vierten Stock hinauf, noch bewege ich mich gerne und schmerzlos. Dennoch: Abschiede tun weh: an gekräuselte Haut, Streifen am Oberschenkel und ein Schlafferwerden muss ich mich erst einmal gewöhnen. Ich denke, es ist auch kein Narzissmus oder eine übertriebene Fixierung auf das Äußere, wenn Frauen Jugend und Schönheit nachtrauern. Wir trauern letztlich über die sichtbar auf der Haut zu tragende Vergänglichkeit und den möglichen Verlust von Liebe.

Nimm
deinen Körper
zur Kenntnis

Du blickst
Dich an
Und fragst
Wer bin ich

Du bist nicht
Du wirst
Älter
Alt.[11]

Und dies wirklich annehmen zu können, setzt Trauern können voraus. Mit der Trauer um körperliche Schönheit und der Erlaubnis dazu befasst sich eine der tiefgründigsten Geschichten der jüdischen Tradition. Sie ist unter den »Sprüchen der Väter« im Babylonischen Talmud (bBrachot 5b) überliefert:

Als Rabbi Elasar erkrankt, besucht ihn Rabbi Jochanan. Er findet den Kranken in einem dunklen Zimmer weinend vor. »Warum weinst du denn?« fragt er, »weil du die Weisung nicht genug gemehrt hast? Aber auf viel oder wenig kommt es doch nicht an, wenn das Herz gen Himmel gerichtet ist. Oder weinst du, weil du arm warst? Dafür warst du ein großer Gelehrter. Oder wegen der Kinder? Schau her, das ist ein Zahn des zehnten meiner verstorbenen Söhne.« Elasar antwortete: »Wegen dieser Schönheit, die im Staube vermodern wird, weine ich.« Jochanan antwortete: »Darum weinst du mit Recht.« Und sie weinten beide. Dann sagte Jochanan: »Gib mir deine Hand!« und er richtete den Kranken auf.

Erst im Zugeständnis und im Zulassen dieses Abschieds werden wir frei, uns und andere unter anderer Perspektive als der von Jugendlichkeit und Gesundheit als schön zu begreifen. Wir müssen dann nicht mehr eigene Ängste hämisch auf andere projizieren: »Hast du die Oberschenkel von der gesehen?« »Schau mal, der wabbeln die Oberarme beim Winken.« Erst Gehässigkeit macht hässlich.

Kleine Gemeinheiten erhöhen die Liebe zum Leben. Über Wechseljahrsbeschwerden

Wechselbälger im Wechselbad

Als Kind faszinierte mich eine Märchenfigur besonders. Dornröschen, Schneewittchen, Goldmarie? Die waren doch langweilig. Wirklich interessant war der Wechselbalg. Das Märchen ist kurz erzählt: Ein Elternpaar hatte ein wonniges Kind bekommen. Als beide nach kurzer Abwesenheit wieder ins Haus kamen, war das Kind verschwunden und von der Herdasche aus starrte ihnen mit blöden Augen ein »Wechselbalg« entgegen. Und wenn sie nicht gestorben sind … Das weitere Schicksal des Wechselbalgs interessierte mich sehr: Warum mochten die Eltern es nicht? Weil es so hässlich war? Hatte nicht Tante Katrin neulich erwähnt, dass meine Nase zu dick und die Haut zu blass sei? War ich etwa selbst …

Jedenfalls war der Balg frei: Nie würde er niedlich, höflich, perfekt sein müssen.

Beim Begriff »Wechseljahre« fiel mir spontan der Wechselbalg ein. Würde ich bald »wie ausgewechselt« sein – launisch, reizbar, empfindlich? Ganz anders als man mich kennt und von mir erwartet? Ein Hauch von Freiheit wehte vom Wechselbalg herüber, der da selbstvergessen am warmen Herd spielte.

In der Hitze der Nacht

Traumbrache.
Ich kann nicht schlafen.
Warten:
Fiel Schnee,
kam Nachricht?
Der Himmel bleibt unbeteiligt,
der Bildschirm klafft leer.
Klopfzeichen gegen die Rippen,
Kassiber
der irren Gefangenen in mir.

»Wir machen unser Kreuz und Leid nur größer durch die Traurigkeit«, singt der Mönchschor im Spätfilm. Nachts um halb eins: seit ich 43 bin, kann ich nicht mehr richtig durchschlafen. Entweder schlafe ich gar nicht ein und falle erst gegen fünf Uhr früh in unruhigen Schlaf oder ich wache pünktlich um drei oder vier Uhr auf, bin hellwach und tauche erst gegen sieben Uhr in Tiefschlaf, um in letzter Minute zur Arbeit zu kommen. Seit drei Monaten wache ich auch noch verschwitzt auf und muss mich trocknen. Was den Vorteil hat, dass sich dann meine Haare wellen und ich morgens im Büro – wo ich leicht gerädert auftauche – gefragt werde, ob ich beim Friseur war. Trotzdem: Schlaflosigkeit quält und ich kannte bisher nur drei ungeeignete Bewältigungsmöglichkeiten:

- *Variante eins: an den Tod denken,*
- *lebensbejahende Variante zwei: daran denken, dass eben jetzt andere Frauen, nein: ALLE anderen Frauen außer mir Sex mit den tollsten Männern haben,*
- *Variante drei: »ans Büro denken« ist so schäbig, dass ich sie lieber nicht erwähnen würde.*

So wälzte ich mich weiter, bis ich den Mönchschor hörte.

Was ich als junge Theologin für fromme Resignation unserer Altvorderen hielt, entspricht modernen psychologischen Erkenntnissen und Methoden. Das Neurolinguistische Programmieren empfiehlt, Krankheiten oder Beschwerden einmal in einem anderen Rahmen zu sehen und mit ihnen in einen Dialog zu treten. Das ersetzt zwar keinesfalls den Besuch beim Arzt, aber man muss sein Leiden auch nicht durch Grübeleien verstärken. Neben Medikamenten oder Hausmitteln gibt es noch einen anderen Weg: die schlaflose Zeit als geschenkte Zeit begreifen! Für einen Menschen mit Nachtangst wie mir ein schwacher Trost. Dennoch fasziniert die Nacht. Filme wie *In der Hitze der Nacht* würde ich mir sofort ansehen! Wieso nicht mal Star im eigenen Film sein? Was also tun?

Nur bedingt zu empfehlen:

- *Fernsehen (trotz Mönchschor),*
- *mit Männern im Internet chatten (Männer, die nach 0 Uhr im Netz sind, sind in der Regel keine seelenverwandten einsamen Wölfe, sondern liierte Männer mit Lust auf Abwechslung, die abwarten, dass ihre Partnerinnen schlafen),*
- *Telefonanrufe beim verschlafenen Ex.*

Besser:

- *eine Sternkarte besorgen und Sternbilder bestimmen,*
- *Räucherstäbchen in den Blumenkasten auf dem Balkon stecken, abbrennen lassen und riechen,*
- *sich ins Fenster legen und die nächtliche Straße beobachten (Ergebnis: zwei Marder, eine Katze, ein Wachmann in der Sparkasse gegenüber, ein Prospekteverteiler – Stoff für einen Roman),*
- *kalt duschen, mit Duftöl einreiben, feucht ins Bett legen und langsam warm werden,*
- *bei offenem Fenster wach liegen und zu den Geräuschen Geschichten erfinden (Heimatroman, nachts auf dem Bahnhof Lyon, in den Straßen Chicagos, in einem Dorf der Provence),*
- *im Regen nachts auf dem Balkon oder im Garten duschen,*
- *eigene Gedanken, Träume in ein hübsches Büchlein notieren,*
- *im Gesangbuch oder Gotteslob Abendlieder lesen und meditieren.*

Die ursprünglich lästige wache Stunde um vier oder fünf Uhr früh habe ich zu meiner privaten »Stunde der Anarchie« erklärt. In dieser Stunde muss ich gar nichts und darf alles. Da ich gerne lese, heißt dies: Lesen ohne inneren Zensor! Keine Fachliteratur, keine »hohe« Literatur, sondern: Bäckerblume, Liebesromane, Märchen, Comics, de Sade, Grundlagen der Quantenphysik – alles ist erlaubt! Das Gefühl »ich muss mal nichts«, »keiner will was von mir« ist so erholsam, das es mir den fehlenden Schlaf ersetzt.

Wer nachts immer schläft, sündigt vielleicht nicht, verpasst aber viel. Heiße Nächte – nutzen wir sie.

Feuervogel

Heiß ist's
vom Kopf bis zum Zeh,
von der Sohle zum Scheitel,
was war zuerst:
der Himmel, die Erde?
Der Körper,
der Geist?
Ich bin ein Brikett.
»Mutter,
der Mann mit dem Koks ist da«,
frivoler Scherz hilft nicht,
wenn der Schweiß in den Schuh fließt,
brennen,
zerfließen
in Liebe, Kinder, in Verse,
irgendwas Schönes,
das bleibt.
Doch nicht so,
dass ich schon wieder erröte
wie als ganz junge Frau.
Stromstöße von Engelsflügelspitzenberührung:
was willst du noch tun?
Weiß nicht.
Wenn ich schon geh'n soll,
dann im Vulkanausbruch,
Supernova,
Funkengeschleuder!
Unter der Rotunde
regnet es Rosen –
Sinnenzeit, Geistzeit,
Öl in die Glut meines Herzens.

Rot ist meine Lieblingsfarbe. »Welches Sternzeichen bist du?« »Widder – das Feuerzeichen.« Das alles ist kein Trost. Auf dem Weg zur Arbeit beginne ich zu glühen, jetzt läuft mir auch noch der Schweiß in die Schuhe. Dabei könnte es schlimmer kommen, ich bin noch nicht bis aufs Haar durchgeschwitzt, sondern glimme eher wie ein Brikett vor mich hin. Unangenehm, die Hitzewallungen, aber schön, dass Frauen die Zeit dieser Beschwerden zunehmend mit starken Metaphern beschreiben: Heiße Jahre, heiße Frauen, Feuerzeichen, Feuermond. Das erzeugt gleich ein ganz anderes Lebensgefühl, als eine womöglich rotgesichtige, schwitzende Frau »mittleren Alters« zu sein. Obwohl ich zu feurigen Monden ein gespaltenes Verhältnis habe: Sie ziehen in der Regel dann dramatisch auf, wenn ich gerade sehr allein bin. Recht besehen sind sie unromantisch, Hitzewallungen auch.

Doch die Feuermetapher ist so schön, dass wir sie nicht aufgeben sollten. Feuer und Hitze symbolisieren ja nicht nur irdische Leidenschaft und Sinnlichkeit, sondern auch Begeisterung. Im Pantheon in Rom schweben zum Pfingstfest rote Rosenblätter von der Öffnung der Rotunde herab als Zeichen des Heiligen Geistes. Feuer bedeutet allerdings ebenso Vernichtung und Schmerz. Der Paarberater Michael Mary spricht von einem inneren »Fegefeuer der Gefühle«[12], das in Krisenzeiten aufglühe, weil der Wunsch, an Bewährtem festzuhalten und die Notwendigkeit oder der Wille zum Aufbruch gegeneinander stünden. In unserem kleinen körperlichen Fegefeuer schmoren auch unerfüllte Träume, Hoffnungen, Nichtigkeiten und Belastungen vor sich hin.

Feuer gilt als Reinigungsmittel, das Unwesentliches verbrennt und Wertvolles sauber glüht. Die Psychologin Verena Kast schreibt: »Feuer ist gesammelt; zu vergleichen mit der Konzentration, die eine Leidenschaft auf ihr Ziel hin von dem Menschen, den sie ergriffen hat, zwingt. Und die Energie, die in diesem Verbrennungsprozess liegt, ist wohl vergleichbar der Energie, die in den Leidenschaften liegt und die für den Träger der Leidenschaft gesteigertes intensives Selbsterleben bedeutet, oder ungeheure Qual – je nachdem, wie er sich zu seiner Leidenschaft stellt.«[13]

Wir können der inneren Hitze mit Hormonen, Wechselduschen und Soja zu Leibe rücken. Ihre symbolische Deutung kann aber ebenso sinnvoll sein, um sich dem »intensiven Selbsterleben« und den eigenen Leidenschaften zu stellen. Wir können uns fragen lassen:

- *Für was kann ich mich noch begeistern?*
- *Was erhitzt mich noch?*

- *Was treibt mir das Blut?*
- *Was an Ängsten, Plänen, Eigenschaften darf oder muss ich verbrennen?*
- *Wo drohe ich auszubrennen?*
- *Welches »Lärmfeuer« zeigt mir Gefahr an?*
- *Was will ich sein: Blitzlicht, Strohfeuer, Brikett, Torffeuer, Kaminfeuer, Kartoffelfeuer, Leuchtfeuer?*
- *Mag ich mit meinem inneren Feuer leuchten, sengen, glühen, wärmen?*

Ich reiße im Büro oder in der Wohnung zur Zeit dauernd das Fenster auf:

- *Wo soll frischer Wind hineinfahren?*
- *Was nimmt mir die Luft?*
- *Was ist abgestanden in meinem Leben?*

Dies hilft mir in Stunden, in denen ich als knallrotes Glühwürmchen durch den Tag treibe (wahrscheinlich sieht das überhaupt niemand) wenig. Aber wir sollten die innere Hitze nicht nur als Belastung begreifen, uns gar dafür schämen, sondern nachdenken, was unsere Leiblichkeit uns damit sagt. Der Feuer- oder Hitzevogel der russischen Mythologie leuchtet und singt wunderschön. Eine einzige Feder von ihm verleiht wunderbare Kräfte, stellt aber die Helden (im Märchen immer Männer) vor große Herausforderungen und Abenteuer. In den mittleren Jahren können wir solch eine Feder suchen, die uns durch das gefährliche Abenteuerland »Altern« begleitet, um vielleicht einmal Zufriedenheit, Dankbarkeit und inneren Frieden zu finden. Welcher unserer Werte und Überzeugungen, welche Leidenschaft könnte solch eine Feder sein? Die Suche nach dem Feuervogel wird manchmal durch raues und karges Gelände führen, sie ist ein Weg, der für Überraschungen offen ist und der sich nicht in Lebensplanung, Sicherheit und Prävention für das Alter eindämmen lässt. Aufsteigende Hitzegefühle – nehmen wir sie einmal nicht als Zeichen gedrosselter Hormonproduktion und Vorboten des Alters, sondern als Lockruf des Feuervogels, dass noch Lebensziele auf uns warten.

Faultier

Mein Eintritt in die Welt der Erwachsenen geschah mit 16 Jahren. In diesem Alter durften wir unsere Entschuldigungen für den Sportunterricht nämlich selbst unterschreiben. Ich hasste Geräteturnen und machte von dem neuen Recht eifrig Gebrauch. Natürlich brauchte man einen Grund, also gab ich regelmäßig »vegetative Dystonie« an. Das klingt gelehrt, lässt sich nicht nachprüfen und ist in der Pubertät keine Seltenheit. Die Dystonie ist eine Art Partnerschaftskrise im eigenen Nervensystem, wenn die für die körperliche Regulation zuständigen Stränge Parasympathikus und Sympathikus nicht mehr harmonisch zusammenarbeiten. Mehr brauchte ich dem eigens für die Sportentschuldigungen angeschafften »Großen Hauslexikon der Medizin« nicht zu entnehmen.

Dumm, wenn diese vorgeschobene Pubertätserkrankung uns in der zweiten Pubertät dann ganz real einholt. Die vegetative Dystonie ist zwar keine medizinische Diagnose, aber das ist den Symptomen egal: Kopfschmerzen, Schwindel, ständige Müdigkeit. Anders als beim Sportunterricht hat mich diese seit zwei Jahren aufgetretene Veränderung hart getroffen: Ade, lange einsame Bergwanderungen in abgelegenen Nationalparks, jetzt ist Entenfüttern am See angesagt, immer im Blick, ob in der Nähe eine Bank oder eine rettende Bushaltestelle ist. Das ist herb. Wie viele Frauen bin ich stolz darauf, als »Powerfrau« zu gelten, werde aber wiederholt von plötzlicher Müdigkeit heimgesucht. Oder eine Migräne verbannt mich aufs Sofa. Geht das vorbei oder sind das schon Vorboten des Alters? Entenfüttern im Park …

Aktiv und gesund sein ist gesellschaftliches Leitbild. Früher lebte in der Nachbarschaft ein junger Mann, der als Bohemien galt. Es hieß, er liege den ganzen Tag auf dem Sofa und gustiere Pralinen und Rotwein. Das war verabscheuungswürdig und gleichzeitig höchst beneidenswert. Jetzt hat mich die Müdigkeit ungewollt in die Bohème gezwungen.

Die Erfahrungen sind neu:

- *Den eigenen Aktionsradius verringern, sich auf Kleinigkeiten (Enten füttern) konzentrieren;*
- *»höchst wichtige« Termine aufgrund von Migräne absagen und zu erleben: das eigene Fehlen ändert nicht allzu viel;*
- *schlafen und träumen;*
- *Menschen um Hilfe bitten müssen, falls mir auf der Straße schwindlig wird;*
- *passiv sein;*
- *sich zurückziehen und einigeln dürfen;*
- *und sich richtig Leid tun und selbst bemuttern (oder bemuttern lassen).*

»Sie haben es ja noch gut«, sagt mir eine Kollegin, »aber ich habe noch den Mann und die Kinder!« Mag sein, aber in vorigen Jahrhunderten zog sich die Dame des Hauses mit Migräne zurück, um endlich einmal ungestört und jeder Pflicht ledig zu sein. Man kann die Störung mit Vitaminen und

Sport bekämpfen oder bei ihr in die Lehre gehen. In den Wechseljahren brauchen wir unsere Energie für uns selbst und dürfen sie dafür gebrauchen. Dies gilt besonders für »Powerfrauen«, die ihre volle Kraft in den Beruf, die Familie oder in andere Menschen investiert haben. Ein pubertierender Jugendlicher schließt sich oft stundenlang ein und kapselt sich ab, nicht aus Bosheit, sondern weil er es für seine Entwicklung braucht. Und dieses Recht können wir auch uns selbst zugestehen. In der Müdigkeit wird unser Schatten sichtbar, die verdrängte Seite – der Wunsch nach Passivität, Rückzug, Traum, Selbstfürsorge. Schwäche wünscht anerkannt und gestärkt zu werden, denn wenn wir im Alter tatsächlich einmal Abhängigkeit und körperliche Einschränkung erleben, wird die Fähigkeit zur Passivität es sein, die uns vor Verzweiflung rettet.

Schwäche stellt zwei Fragen: Was kann ich noch, wenn »ich nicht mehr kann«? Das können Fototouren in der Nachbarschaft sein statt stundenlanger Wanderungen, Malen, Lesen, Briefe schreiben, eine eigene Homepage im Internet gestalten, Kochen … Und die noch entscheidendere Frage: Wer bin ich, wenn ich nicht mehr kann? Um diese zu beantworten brauchen wir Ruhe und Zeit zum Träumen. Die Müdigkeit muss nicht unsere Feindin sein, sondern kann zur Verbündeten werden.

»Das vergeht wieder! Die Kraft kommt dann wieder, anders, aber sie kommt wieder«, sagt meine 60jährige Freundin, die sich gerade auf eine Wanderung auf dem Jakobsweg vorbereitet. Ja, das hoffe ich sehr. Und inzwischen mache ich Bekanntschaft mit einer Seite in mir, die ich sonst nicht kenne. Vielleicht ist das ja der Beginn einer wunderbaren Freundschaft.

Ganz werden

Kennen Sie Hagen? Nicht die Stadt, sondern die Schnappschildkröte, die im Bodensee ihr Unwesen treibt und Kriminalfälle löst? Natürlich nicht, denn Hagen ist meine Erfindung und wurde für ein büro-internes Schreibprojekt zu Wasser gelassen. Hagen ist stolz auf seinen Körper, denkt ständig ans Fressen und ist auf der Suche nach Weibchen. »So sind wir Männer nun wirklich nicht!« protestierte einer meiner Kollegen beim Vorlesen. Nein, sicher nicht – aber diese Schildkröte ist mein heimliches Ich. Ich bemerke, wie gerne ich Geschichten aus männlicher Perspektive schreibe. Dies liegt sicher nicht an den Wechseljahren. Das quälende Gefühl, am liebsten aus der Haut fahren zu wollen, dass der Rippenkäfig zu eng wird, ist wohl eher der Grund. Dabei ist mein Leben keineswegs unerträglich und unerfüllte Wünsche und Langeweile kennt jede in jedem Alter. Die Augenblicke, in denen ich mich an die Wand werfen könnte, um zu sehen, ob Prinz, Prinzessin oder platt geschlagener Frosch dabei heraus kommt, haben in letzter Zeit allerdings zugenommen. Da wartet etwas, von mir gelebt zu werden, und ich weiß noch nicht was.

Manche Autorinnen sprechen daher davon, dass Frauen nach den Wechseljahren ihre »männlichen« Anteile leben könnten, sprechen von einer Ergänzung des weiblichen Mondprinzips durch die männliche Sonne. Der Mond, oder besser die Mondin, steht für den Rhythmus des weiblichen Menstruationszyklus für das milde, abgeleitete Licht, die Sonne, il sole, für das »geistige« männliche Prinzip, das jetzt erlebt werden könne. Zahlreichen Frauen mag diese Metaphorik geholfen haben, mir persönlich behagt sie nicht und ich bin recht froh, dass die deutsche Sprache sich anders als die romanischen den Geschlechtswechsel beider Gestirne erlaubt. Sollen sich Frauen weiterhin über ihren Hormonstatus oder den Monatszyklus definieren (lassen)? Außerdem macht Testosteron noch keine Sonne und ist wohl auch nicht für geistige Höhenflüge verantwortlich. Gleichwohl besiegeln die Wechseljahre, dass unser Menschsein eben nicht durch unsere biologischen Funktionen bestimmt wird. Die körperlich »unfruchtbaren« Lebensjahre sind kein »Abstrich« oder Verlust der Weiblichkeit, sondern umgekehrt: die Fähigkeit, gebären zu können, war der »Zuschlag« zu unserer Menschlichkeit, den wir einlösen konnten oder auch nicht. Jetzt warten andere, bisher ungelebte Fähigkeiten. Die Eroberung der Sonne trifft insofern zu, als Frauen in Ehe und Familie immer noch als »weiblich« definierte Eigenschaften wie Fürsorglichkeit, Rücksichtnahme, Zurückstecken leben und gelebt haben und nach dem Erwachsenwerden der Kinder ihre Beziehung zu ihrem Partner und zu sich selbst neu definieren müssen. Während sie zur Sonne streben, kann es aber auch sein, dass die Wechseljahre bei anderen erst die Annahme der eigenen Weiblichkeit erlauben. Für Verena Kast sind die mittleren Jahre Herde der Identitätskrise, wenn »Vater- und Mutterkomplex« bisher nicht gelöst wurden.[14] Dies heißt: Immer noch haben es Frauen schwerer, herauszufinden und zu leben, was »in ihnen steckt«. Die tüchtige, aktive »Vatertochter« ist vielleicht emanzipierter als ihre der weiblichen Rolle stärker verhaftete Schwester, trägt aber auch Teile von Fremdbestimmtheit in sich, in denen sie ohne weitere gedankliche Auseinandersetzung »nicht so werden will wie ihre Mutter«. Die »Vatertochter« hat nie mit Puppen, aber mit Eisenbahnen und Schiffen gespielt, zumindest erzählt sie dies gerne und verschweigt Balduin, den einäugigen Teddy. Neues kennen lernen, analytisches Denken, sich Durchsetzen sind ihr wichtig, ihr Beruf interessiert sie mehr als ein

»weiblicher« Lebenslauf. In der Lebensmitte hat sie es dann »allen gezeigt«. Archetyp der »Vatertochter« ist Brünhild, nicht wie wir sie als gedemütigte, ihre männliche Kraft verlierende, betrogene Frau aus dem *Nibelungenlied* kennen, sondern wie sie in den älteren Traditionen der *Edda* beschrieben wird. Brünhild ist die Tochter Odins und eine Walküre. Dabei sollten wir jetzt nicht an Richard Wagner denken; Brünhild wird als eine der klügsten und schönsten Frauen beschrieben. Als wehrhafte Vatertochter wächst sie demselben über den Kopf und wird von ihm schlafend in einen Feuerkreis im Wald verbannt. Brünhild ist nicht so passiv wie Dornröschen und es ist auch keine Fee am Werke, sondern der eigene Vater – und Schlaf ist Schlaf. Zudem ist ihr der Brustharnisch fest an den Körper gewachsen, die Herzregion also von einem Panzer umgeben. Natürlich ist auch hier ein Held zur Stelle: Der Drachentöter Sigurd wird von einem Vogel auf die Schlafende aufmerksam gemacht, und dem Helden gelingt es, den Flammenkreis zu durchbrechen und den Panzer zu lösen. Brünhild dankt es ihm, indem sie ihn Segenssprüche, Heilkunst und die Schrift lehrt. Vatertochter Brünhild mutiert also nicht zum schwachen Weibchen, entwickelt aber durch Sprengung des Panzers Spiritualität, Mitgefühl und Kreativität. Leider hatte Brünhild sich nicht selbst befreit, sondern sich einem Helden anvertraut – auch in der *Edda* geht ihre Geschichte traurig aus, weil dem Drachentöter soviel vollendete Weiblichkeit zu viel wird und er sich lieber einer anderen zuwendet. Und »Brünhilden«, die gerne ihren Panzer ablegen möchten, um zu sehen, was außer einem kämpferischen Herz an Weichheit darunter ist, werden von Dornröschen und Evas mitunter kräftig verhöhnt: Hätten sie doch lieber Kirschkuchen gebacken statt Karriere zu machen! Jetzt sind sie auf einmal unglücklich – aber das war ja abzusehen. Brünhilden können in diesem Fall nur das Schwert ihres Verstandes benutzen: Was geschehen ist, ist geschehen und ihr bisheriges Leben hat ihnen sicher auch viele Vorteile und Freuden gebracht. Die Vergangenheit lässt sich nicht ändern und Bedauern und Klagen hilft nichts, Veränderungen sind nur jetzt, in der Gegenwart möglich.

In der *Edda* und in vielen Märchen ist es der Vogel, der entscheidende Hinweise gibt. Der »innere Vogel« könnte beispielsweise fragen:

- *Wie fühle ich mich – in Rückblick auf meinen bisherigen Lebensweg, jetzt im Augenblick?*
- *Fehlt mir etwas? Fühle ich plötzlich ein Unbehagen? Wann und wo ist es aufgetreten?*
- *Wem zuliebe tue ich, was ich tue? Will ich den Glanz im Auge des Vaters (Chefs, Barkeepers, Kollegen) sehen? Habe ich erreicht, was ich wollte? Und ist dieses Verhalten in der Gegenwart überhaupt noch adäquat?*

- *Machen meine Arbeit, meine Freizeitgestaltung, meine Beziehungen mir oder dem »inneren Vater« Freude?*
- *Was ist mein »Panzer«? Wovor schützt er mich? Seit wann drückt er und was geschieht, wenn ich ihn öffne? Fürchte ich mich davor oder fühle ich Erleichterung?*
- *Der »innere Vater« schützt und treibt gleichzeitig an. Wie kann ich mich selbst bemuttern, mir etwas erlauben und gönnen?*

Eine Freundin, nennen wir sie ruhig Brunhild, war als Einzelkind der Star der Familie – bis Neffe Helmut geboren wurde. Helmut war ein zukünftiger Mann! Jede Lebensäußerung von Helmut wurde wie eine Offenbarung aufgenommen, sein Basteln ließ den zukünftigen Ingenieur, eine Kritzelei den Künstler ahnen. Brunhild war vom Thron gestürzt! Das kleine Mädchen tat, was es konnte, um gegen Helmut die Konkurrenz um den Vater zu gewinnen, und das bedeutete: Leistung zeigen. In der Schule besser sein »als die Jungs«, studieren, besser als die meisten Männer sein, sich durchsetzen und Erfolg haben im Beruf. Mit diesem Rezept ist sie ziemlich weit gekommen und hat es bis zur Dozentin gebracht. Seit einiger Zeit fühlt sie sich von der Arbeit gelangweilt, kann sich an Erfolgen nicht freuen. Auch wenn sie zu Männern eher in einem Konkurrenzverhältnis stand, hatte sie doch vieles »ihnen zuliebe« oder zutrotz getan. Wem sollte sie jetzt noch etwas beweisen?

Den Thron hat sie sich längst zurückerobert. Die lange Weile schenkt ihr schließlich die Erkenntnis, dass sie »Erfolg« um des Erfolges willen nur noch langweilt. Sie entscheidet sich für ein faszinierendes, aber kaum prestigeträchtiges Spezialgebiet. »Kram! Das rentiert sich nicht!« meldet sich der »innere Vater« zu Wort. Aber würde das den realen Vater überhaupt interessieren und wenn nicht, was macht das? Brunhild gibt ihren wissenschaftlichen Thron nicht auf, nimmt sich aber mehr Zeit für ihr schöpferisches Talent, und ihr Seelenvogel ist dem engen Panzerkäfig entronnen. Das Beleben der bisher unterdrückten, in diesem Fall »weichen« Seiten bedeutet nicht den bequemen Rückfall in die alte neue Weiblichkeit, sondern die Orientierung an den eigenen Bedürfnissen und Talenten.

Nun gibt es einige Menschen, die das Glück haben, schon immer weitestgehend der eigenen Intuition gefolgt zu sein. Clarissa Pinkola Estés nennt sie in ihrem Buch *Die Wolfsfrau* die »Wechselbälger«. Ein Wechselbalg fühlt sich bereits als Kind irgendwie anders und fehl am Platz, widersetzt sich weitgehend der Dressur zum braven oder neuerdings frechen Mädchen und lebt sein Leben. Solch ein Wechselbalg sollte in älteren Jahren gegen alles gefeit sein und die Klippe Lebensmitte lässig umsegeln, lebte er doch bisher auch nach eigenen Gesetzen. Aber auch Wechselbälger sind nicht vor Krisen gefeit und schon gar keine Sonnenscheinchen: Ihr Selbstsein bzw. Anderssein hat ihnen womöglich oft Ablehnung, Neid, Spott eingebracht. Dann kann es sein, dass sie die Versehrtenorden ihres Lebens täglich neu polieren und betrachten und sich heimlich nach der Bequemlichkeit eines normalen Lebens sehnen. Nach so vielen harten Kämpfen steht ihnen jetzt wieder ein solcher gegen die Urteile und Vorurteile gegen ältere Frauen bevor und sie sind so müde vom Kämpfen! Estés rät den Wechselbälgern, nicht in der Vergangenheit stehen zu bleiben und »Medaillen« zu pflegen, sondern das tapfere kleine Kind mit einem Gedenkritual zu verabschieden: »Ein mitfühlendes Gedenkritual macht uns vielleicht endlich selbst bewusst, wie erstaunlich es ist, was wir allen Vorhersagen von Eltern und Lehrern zum Trotz aus uns gemacht haben – wie bewundernswürdig es ist, wie unglaublich. So können wir lieben und bewundern, was wir selbst nicht mehr sind und lösen uns damit von der Identifikation mit dem Archetypus des missverstandenen Waisenkindes.«[15] Dann können aus widerspenstigen, unverbesserlichen kindlichen Wechselbälgern unmögliche, unbotmäßige, kritische Alte werden!

Eigen werden

»Blöde Zicke! Müssen wohl die Wechseljahre sein!« Die Kollegin des sich so äußernden Herrn hatte seinen Projektvorschlag kritisiert und den ihren heftig verteidigt. Wäre sie jünger, hätte er auf »PMS« getippt. Männer haben Standpunkte, Frauen Hormonschwankungen. Als erfahrene Frauen können wir so etwas mit einem Kopfschütteln abtun. Seit Mitte 40 spüre ich allerdings eine zunehmende, seltsame Gereiztheit in mir. »Sei doch nicht so jähzornig!« mahnten früher meine Eltern, wenn ich mal wieder das Spielbrett vom Tisch fegte, weil ich gerade am Verlieren war. Daran habe ich mich weitgehend gehalten, ich bin höflich, zuvorkommend, harmoniebedacht. War. Neulich schnauzte ich einen Kollegen an, der mir mitten ins Wort gefallen war. Seltsamerweise tat sich nicht der Boden auf, um mich zu verschlucken. Ich war auch nicht tagelang Bürogespräch. Der Kollege entschuldigte sich höflich bei mir. Das war's. Ganz neue Möglichkeiten tun sich auf! »Weißt du was? Ich habe es satt, immer gemocht werden zu wollen«, fasste eine Freundin ihre wichtigste Veränderung in den »Wechseljahren« zusammen. Man kann so vieles tun, um sich Wohlwollen zu erringen: Sich zum Protokollschreiben melden, weil niemand sonst das macht, den eigenen Urlaub aufschieben, weil man als Single flexibler ist als

Kollegen mit Kindern, den Projektantrag zum zehnten Mal korrigieren und sich zähneknirschend mit anhören, wie der Kollege die schüchtern geäußerte und daher übergangene Idee stolz und laut als die Seine ausgibt. Es hilft nur nicht, als das Seelchen vom Dienst gemocht, aber nicht anerkannt zu werden.

Manche verdoppeln dann ihre Anstrengungen: So habe ich fünfhundertseitige Doktorarbeiten Korrektur gelesen, Wellensittiche gesittet, einmal wurde ich unter einem Schrank begraben, weil ja sonst keine beim Umzug half… Und jetzt mag ich nicht mehr und viele meiner gleichaltrigen Bekannten auch nicht. Dazu haben wir keine Ratgeber für böse Mädchen gelesen, es kam einfach so.

Wohl gemerkt: Dies ist kein Plädoyer für ungebremsten Egoismus und Unhöflichkeit. Rücksichtnahme, einmal auf sein »gutes Recht« verzichten, sich zurücknehmen können sind wichtige Verhaltensweisen, ohne die menschliches Zusammenleben nicht funktioniert. Der Mut dazu erwächst aber aus der Fähigkeit, Grenzen zu setzen und Nein zu sagen. Wenn fürsorgliche Familienfrauen, hilfreiche Kolleginnen, selbstlose Sozialarbeiterinnen plötzlich nur noch Widerwillen gegen die eigene Helferinnenrolle empfinden, Kindern, Mann, Kollegen und ständig klagenden Klienten endlich mehr Selbstverantwortung abfordern, dann hat das nichts mit verrückt spielenden Hormonen zu tun, sondern mit gewachsener Lebenserfahrung. Gerade sich aufopfernde Menschen, die anderen viel zu geben haben, sind innerlich hungrig und suchen diesen Hunger mit Hingabe zu stopfen (andere stopfen mit Essen, Alkohol, Liebhabern und Überstunden). Eine Bilanz in der Lebensmitte kann zu der bitteren Erkenntnis führen, dass sich Liebe und Anerkennung nicht erdienen lassen, dass der Hunger bleibt. Wer sich dem nicht stellt, droht zu verbittern, die Seele bekommt Magenfalten. Ich begegne manchen Ehrenamtlichen »alten Schlages«, die sich seit Jahren für ihr Amt aufopfern und ständig darüber beklagen, es »nicht gedankt« zu bekommen, egal mit wie viel Ehrennadeln sie überhäuft werden. Sie schauen skeptisch auf jüngere Freiwillige, die nur begrenzt und »aus Spaß« einen Einsatz wagen und die lustvoll und entspannt sind. Unzufriedenheit, Gereiztheit, Unwillen in den Wechseljahren sollten keine zu ignorierende »Phase« sein, sondern ein Warnsignal, sich endlich selbst um das hungrige Kind, das artige kleine Mädchen im Innern zu kümmern. Mögen andere dies als eine Laune der Wechseljahre und beginnenden Altersstarrsinn bespötteln, es wird Zeit, »eigen zu werden«, oder wie Georg Christoph Lichtenberg in einer seiner Aphorismen sagt: »In älteren Jahren nichts mehr lernen zu können, hängt mit dem in älteren Jahren sich nichts mehr befehlen lassen zusammen, und zwar sehr genau.«

Post vom Leben

»Ein ungedeuteter Traum ist wie ein ungeöffneter Brief« sagt ein jüdisches Sprichwort. Träume können Änderungen anzeigen und aufdecken, was in der Tiefe der Seele schlummert oder ganz banale »Tagesreste« sein. Es kommt darauf an, welche Bedeutung man ihnen zumisst. Ähnlich verhält es sich mit körperlichen und seelischen »Wechseljahrsbeschwerden«. Viele sind einfach lästig und gehen von selbst vorbei oder lassen sich durch Naturheilmittel oder Chemie vertreiben. Nicht jeder über Nacht auftauchende Pickel ist Ausdruck dessen, was unter der Haut schwelt und deutet die Transformation in den Zustand der Weisheit an. Eine andere Sicht kann es sein, Krisen und Beschwerden als Briefe des Lebens zu deuten. Wenn das Leben bloß eine deutlichere Schrift hätte! Oft sehen wir nur Hieroglyphen. Unruhe, Rückenschmerzen, Herzrasen und Schwindel fragen an:

Was raubt mir den Schlaf?

Rückenbeschwerden: Was belastet mich? Welchen Ballast schleppe ich mit mir herum?

Was drückt mir auf das Herz? Was verursacht mir noch Herzklopfen?

Welchem Schwindel, welcher Lebenslüge drohe ich aufzusitzen? Was zieht mir den Boden unter den Füßen weg und wie gewinne ich wieder Standfestigkeit?

Die Liste ließe sich beliebig verlängern und variieren. Ärgerlich, wenn das Leben auch noch radiert und schmiert: Ein früheres Energiebündel ist plötzlich nur noch müde und versteht die Welt nicht mehr, hormonell bedingte Migräne zwingt die Vielbeschäftigte ins Bett. Wir können dagegen ankämpfen und unsere Widerstandskräfte damit stärken oder die Änderung zulassen und eine ganz neue Lebensweise ausprobieren. Wer sind wir, wenn wir einmal keine Powerfrauen, schlaff und müde sind, unser Aktionskreis sich einschränkt? »Eigentlich bin ich ganz anders, ich komme nur so selten dazu«, behauptet der Dramatiker Ödön von Horvarth. Die Wechseljahre können die Auszeit sein, in der man dazu kommt. Das Leben schickt uns diesen Spruch als Grußpostkarte, oft in blasser, undeutlicher Schrift. Wir können sie ungeöffnet wegwerfen. Irgendwann wird der Briefschreiber dann von allein aufhören, uns zu belästigen. Oder wir können sie zu entziffern suchen und fragen, was er eigentlich von uns will.

- *Das Leben wohnt gleich um die Ecke. Heute hat es Zeit und schreibt Ihnen einen Brief. Vielleicht haben Sie einmal Lust, diesen Brief selbst zu formulieren. Ist es eine Einladung, eine Ablehnung, eine Mahnung, eine*

Offerte oder ein langer, freundschaftlicher Brief? Was will das Leben von Ihnen?

- *Sie können natürlich auch selbst dem Leben einen Gruß schicken: Dankschreiben, Protestbrief, Wunschzettel oder Zustandsbeschreibung. Was wünschen Sie ihm?*

Könnte ich etwa auch jemand ganz anderes sein? Launen und Gereiztheit, Gefühlsüberschwang – dies können wichtige Katalysatoren für notwendige Veränderungen sein.

Kapitel 3
Wie wir gestrickt sind

Lebensmuster

No man is an island,
aber ich.
Seit 30 Jahren
darbt das fette, schüchterne Mädchen
in Alcatraz.
Anklage: vergessen.
Keine Flucht möglich,
wohlwollende Helfer
paktierten mit dem Wachpersonal.
Gespräche nur
durch die Scheibe.
Dieses alternde Kind ist gefährlich.
Es macht rücksichtslos
von seiner Verwundung Gebrauch.

(Die Festung steht seit Jahrzehnten
schon leer,
erklärt mir der Freund.
Was da schreit,
sind die Seevögel.
Nur noch Mythen,
Touristen, die wohlig erschauern,
wenn sie die Käfige sehen,
einen Softdrink am Mund.)

Monika, Religionslehrerin, hat im Unterricht *Matrix* gezeigt, den jungen Filmklassiker, in dem Menschen in einer suggerierten Scheinwelt leben und denken, dies sei die Realität. »Meinst du, dass wir vielleicht auch Fiktionen sind?« frage ich. »Aber da ist doch gar kein Plot in der Geschichte«, wendet Monika ein. »Stimmt, im Moment kaum Handlung und gelegentliche Sexszenen.« »Na, wenigstens noch das.« Gegenwärtig weisen unsere beiden Lebensfilme einige Längen auf: absurde Dialoge, Wiederholungen, kein Spannungsbogen. Gelegentliche Slapstickeinlagen mit lügenden Männern am Telefon sind so abgestanden, dass sie nicht zum Lachen reizen. Unser Gespräch wirft aber grundlegende Fragen auf: Wer schreibt eigentlich unser Lebensskript? Ein allmächtiger Regisseur, das Schicksal, die soziale Herkunft oder sind wir Regisseurinnen und Schauspielerinnen gleichzeitig? Welches Mitspracherecht haben wir als Künstlerinnen? Bestimmt die Handlung die Charaktere oder treiben diese die Handlung voran? In einem Roman oder Film sollte die Handlung stringent sein, doch was, wenn mir mittendrin die bisherige Rolle und Handlung nicht mehr passt?

Ich erinnere mich an eine Schreibwerkstatt, in der der Leiter uns aufforderte, den »Mythos« unseres Lebens zu kreieren. Liebe Zeit – welcher Stress, ich bin froh, wenn ich eine halbwegs zusammenhängende Erzählung hinbekomme! Jedoch prägen private »Mythen« oder »Glaubenssätze« bewusst oder unbewusst unser Leben. Der Psychoanalytiker Eric Berne spricht von einem »Lebensskript«, das jeder Mensch bereits in den Jahren der Kindheit für sich verfasse und dem er dann unbewusst folge.[16] Dieses Skript setzt sich aus der Veranlagung des Kindes, dem Schicksal bzw. den Skripten seiner Herkunftsfamilie und den Ge- und Verboten seiner Eltern und näheren Bezugspersonen zusammen. Der kleine Mensch verfasst das Drehbuch nicht aus Lust am Drama, sondern um sich der lebensnotwendigen Liebe seiner Eltern zu vergewissern, sich Zuwendung zu holen und schlicht zu überleben. Überleben ist ein Erfolg, und so werden »erfolgreiche« Drehbücher weiter verfolgt, auch wenn man damit mitten in einem *film noir* gelandet ist.

Das Drehbuch diktiert, wie man sich erfolgreich verhält und welche Erinnerungen als Erfahrungen gespeichert werden. Nehmen wir an, ein misslauniger Elefant trampelt durch die blühende Wiese der kindlichen Seele und hinterlässt eine Schneise. Ein Nilpferd sieht diese und läuft hinterher. Schon ist ein Pfad entstanden, der immer wieder benutzt wird. Er mag unbequem sein, hart, durch dürre Grasbüschel führen, ist aber gewohnt und bekannt. Die kleinen Spuren von Gazellenfüßen, die durch saftigeres Gelände führen, zählen da nicht. Erfahrungen der Vergangenheit prägen solche Pfade in unsere Erinnerung ein – die Musiklehrerin, die nach den ersten Tönen des Vorsingens resigniert »Setzen« befahl. Ein beiläufiges »Stell dich nach hinten, es genügt, wenn du den Mund bewegst« vor der Aufführung des Schulchores Jahre später vertieft diese Linie zu der Gewissheit »Ich kann nicht singen«. Ist das Kind nicht rebellisch und kämpft gegen dieses Urteil an, folgt es brav diesem Pfad, vermeidet als

Erwachsener Chöre und geselligen Gesang und auch der sensationelle vierte Platz bei einem spontanen Karaoke-Wettbewerb ändert nichts an dem Urteil.

Wird eine neue unbekannte Erfahrung gemacht, versucht unser Gehirn sie mit früheren zu vergleichen und so händelbar zu machen. Am einfachsten ist es, dem gewohnten Pfad zu folgen. Dies kann nützlich sein, aber manchmal wird spätestens in der Lebensmitte deutlich, dass dieser Weg nur noch zu einem ausgetrockneten Wasserloch mit einer trüben Lache führt. Eine plötzliche, für die Betreffende selbst oder die Umwelt völlig unverständliche Lustlosigkeit und Unzufriedenheit mit dem bisherigen Leben kann darauf hindeuten, dass das bisher praktizierte Lebensskript nicht mehr recht passt. Da ist die erfolgreiche »Karrierefrau«, glücklich verheiratet, zwei Kinder, der ihr ganzer Lebenserfolg auf einmal schal und vergeblich erscheint; die im Betrieb mithelfende Hausfrau, die auf einmal »endlich an sich selbst« denken möchte, dieses Selbst aber nicht kennt. Solche Krisen werden in Büchern und Filmen meist an männlichen Helden demonstriert. Lester Burnham, Midlife-Crisis geschüttelter Protagonist des Films *American Beauty* verabschiedet sich innerlich von seiner spießigen Familie, verliebt sich in die Teenagerfreundin seiner Tochter, kündigt seine Stelle in einem Zeitschriftenverlag, um sich als Bedienung in einem Schnellimbiss selbst zu verwirklichen, kauft sich einen schnellen Wagen und entdeckt das Marihuana-Rauchen. Lester ist ein bisschen lächerlich und manche wird dies aus ihrem Bekanntenkreis kennen – den plötzlich »ausbrechenden« Mann oder die »ausbrechende« Frau, von denen dann gemunkelt wird: Na, der oder die kriegt sich schon wieder ein. Dieses heimliche Lächeln kann ein Kennzeichen von Neid sein, resultiert aber doch wohl eher daher, dass diese plötzliche Wendung im Lebensskript keine echte ist. Der schnelle Wagen, die junge Geliebte oder die Existenzgründung als Schäferin in der Provence sind meist industriell vorgefertigte Scheinalternativen, wie »echtes« Leben denn aussehen könne und ersetzen nur die inneren »Eltern« oder Autoritätspersonen, die am Lebensskript mitgewirkt haben.

Falsche Wünsche illustriert sehr schön eine kleine Geschichte von Marlen Haushofer.[17] Ein Mann »mittleren Alters«, der sich als Wüstling stilisiert, exzessiv arbeitet, trinkt und raucht, eine Geliebte hat, besucht alle zwei Wochen seine Mutter, die ihn mahnt, im Winter immer einen Schal zu tragen und ihm regelmäßig Streuselkuchen serviert, weil er den als Kind immer so gerne gegessen hat. Der Mann bzw. das rebellische Kind in ihm hasst Streuselkuchen. Bis er eines Nachmittags entdeckt, dass er eben dies liebt und behaglich findet: Kaffee und Streuselkuchen! Nun hätte er sich zu dieser Neigung bekennen können wie auch Helmut Halm im *Fliehenden Pferd* seine Mittelmäßigkeit akzeptiert und so unbeschadet davon kommt. Der Mann der Geschichte dagegen beschließt, jetzt noch mehr zu trinken und eine zweite Geliebte zu nehmen. Er hat seiner Meinung nach ein alternatives Skript entworfen, folgt aber doch den Vorgaben des alten, indem er billige Requisiten in das Drehbuch integriert. Nichts ist langweiliger als ein Plagiat. Manche Ziele, die wir eisern verfolgen, sind in Wirklichkeit gar nicht unsere eigenen. Sie zu haben, gilt vielleicht als erstrebenswert, sozial akzeptabel, hinterlässt aber nach dem Erreichen eher einen schalen Geschmack. Auf sensible Geschmacksnerven sollten wir uns verlassen:

Lustlosigkeit, Langeweile, Unzufriedenheit mit dem bisher Gelebten und Erreichten sind ungeheuer quälend und schmerzlich. Es hilft aber wenig, der Wunde zwar verdeckende, aber nicht heilende Pflaster aufzukleben. So grässlich mit Grübeln verbrachte schlaflose Nächte sein mögen, so bieten sie doch die Chance, das eigene Lebensskript zu überdenken und im Notfall – mit Hilfe eines Coachings, einer Therapie oder Rückgriff auf eigene Ressourcen – auch ändern zu lernen.

Wenn das Murmeltier täglich grüßt

Eingefahrene Muster erkennt man am besten daran, dass es immer Wiederholungen und Schleifen gibt, die die Lebenshandlung nicht wirklich weitertreiben. Ein besonders beliebtes: Warum gerate ich immer wieder an den »falschen« Mann?

Gerda hatte nie Probleme mit dem Lernen und wurde von ihren Lehrerinnen immer vor der Klasse gelobt. Beliebt machte das nicht. »Glück im Lernen, Pech in der Liebe«, lästerten die Mitschülerinnen und »Gerda wird mal eine Karrierezicke.« Karrierezicken, wusste Gerda, haben Pech in der Liebe. Weil Gerda nun wirklich erfolgreich im Beruf, aber keine Karrierezicke ist, hat sie auch einen Mann kennen gelernt. Und was für einen! Als sie ihr Examen bestand, ging Jürgen mit ihr essen, flirtete aber mit der Kellnerin in der Art: Was für eine Frau muss ich aushalten, ich Armer. Als sie ihre erste Stelle bekam, krittelte er an ihrem zukünftigen Arbeitgeber herum – langweiliger Bürojob, nur Herumsitzen. »Ich habe heute eine tolle Präsentation abgeliefert – vor lauter Top-Managern«, jubelt Gerda. »Du hast einen Fleck auf der Bluse!« kommentiert Jürgen. Und Gerda hält das aus! Jürgen ist der Garant dafür, dass sich der »Glaubenssatz« vom Liebespech auch erfüllt! Denn umgekehrt lautet der ja: Glück in der Liebe, schon geht es beruflich bergab – und das will Gerda denn doch vermeiden. Mit

42 Jahren ist Gerda erwachsen genug, den alten »Glaubenssatz« zu hinterfragen und Jürgen auf sein Verhalten hin anzusprechen. Oder Glaubenssatz und Jürgen über Bord zu werfen – wenn sie dann nicht an Jochen gerät, der jede ihrer beruflichen Entscheidungen ganz freundschaftlich »kritisch hinterfragt«.

Wo Gerda von ihren Mitschülerinnen zu Jürgen, von Jürgen zu Jochen wechselt, entsteht rasch ein Trampelpfad, der sich als »Erfahrung« ausgibt: so ist es halt immer. Aber war da nicht der Mathelehrer, der Gerda nicht nur lobte, sondern auch immer ein offenes Ohr für sie hatte? Und die Freundinnen, die jeden ihrer beruflichen Erfolge mit ihr feiern? Und Matthias, der ehrlich an ihren Studien interessiert war, aber dann zugunsten von Jürgen aufgegeben wurde? Es gibt auch andere Erfahrungen, die bedacht und vertieft werden können, bis sie zum alternativen Lebenspfad werden.

Damit sind die alten Muster nicht beseitigt, wir können aber neue auftragen. Stellen wir uns einen Bilderbuchmatrosen vor, der sich »Maria« auf den Arm tätowiert hat. Maria wollte aber nicht ständig auf ihn warten und hat einen anderen geheiratet. Was kann der Matrose tun? Enthaltsam bleiben bis ans Lebensende? Oder wieder und wieder nur nach »Marias« suchen, egal wie unbefriedigend die Beziehungen sind? Dies erscheint uns absurd und eines Matrosen nicht würdig – wir handeln aber mit den uns auftätowierten Lebensmustern genau so. Ein selbstbewusster Matrose wird »Lisa«, »Tatjana«, »Carmen« über die Maria tätowieren lassen – das zeugt von vielfältiger Erfahrung und vielleicht verblasst die alte Schrift mit der Zeit.

Guck mal, wer da spricht …

Manche alten Menschen, die noch den Krieg miterlebt haben, horten Lebensmittel und Essensreste. Wir in relativem Wohlstand Geborenen können das nicht nachvollziehen, heben aber symbolisch gesprochen ebenfalls verdorbene, manchmal sogar bereits giftige »Lebensmittel« auf. Warum hängen wir an manchen »Glaubenssätzen«, für die wir jedem Zeugen Jehovas energisch die Tür weisen würden?

»Zwei Seelen wohnen, ach, in meiner Brust«, vermerkte Goethe und hatte es damit noch verhältnismäßig einfach. Sechs »Seelen« oder Bewusstseinszustände wohnen in uns, sagt die Transaktionsanalyse. Diese psychologische Theorie geht davon aus, dass frühe Botschaften unserer Eltern und der

Umwelt in uns als Bewusstseinszustände weiter leben. »Dann mach ich mir jetzt halt eine Hühnersuppe«, denken wir bei Erkältung oder einem unerfreulichen Tag im Büro. Hier spricht das fürsorgliche Eltern-Ich zu uns. »Stell dich nicht so an wegen dem bisschen Erkältung! Außerdem enthalten Tütensuppen viel zu viel Salz und Geschmacksverstärker!« Wer spricht denn da? Es ist das »kritische Eltern-Ich« – es umfasst alle Ge- und Verbote, die wir in Kindheit und Jugend von Eltern, Lehrerinnen, Polizisten, Pfarrern gelernt haben. Dieses »kritische« Ich ist nicht per se destruktiv und schlecht. Es ist durchaus sinnvoll, nicht bei Rot über die Ampel zu gehen, wenn Autos kommen und man als Kind die eigene Geschwindigkeit noch nicht einschätzen kann. Löblich ist es auch, als Erwachsener bei völlig freier Straße bei Rot dennoch zu warten, wenn ein Kind neben einem steht. Völlig verfehlt ist es, an einer aufgrund von Bauarbeiten abgesperrten Straße vor einer wegen eines Defekts auf Dauerrot stehenden Ampel stundenlang zu salutieren. Das macht kein vernünftiger Mensch – dennoch werden wir oft innerlich von roten Ampeln blockiert, wo längst kein Verkehr mehr fließt. Blockierende Botschaften müssen nicht allein von den Eltern stammen, das kann der Sportlehrer sein, der uns wegen unseres Bäuchleins vor den anderen Kindern lächerlich machte, die als »Freundin« getarnte Zeitschrift, die unsere Körperteile zu »Problemzonen« erklärte, Nachbarn, die über das Einhalten der Kehrwoche wachten. Als Kind sind wir diesen Botschaften ausgeliefert, heute können wir unterscheiden, welche Botschaft für uns noch taugt und welche nicht. Das übernimmt unser Erwachsenen-Ich, das aufgrund von Erfahrungen und Logik abwägt und entscheidet. Es sagt, um beim oben erwähnten Beispiel zu bleiben: »Meine Seele braucht jetzt diese Tütensuppe. Dieses eine Mal wird mich nicht gleich krank machen, wenn ich mich sonst vernünftig ernähre.« Oder: »Stimmt, Salz ist nicht gut für meinen Blutdruck. Mache ich mir halt einen schönen Salat.« Außer Tütensuppen kann das Erwachsenen-Ich noch weitere Lebensmittel auf Zuträglichkeit untersuchen. Tamara, als Referentin und Rednerin in ihrem Fachgebiet seit vielen Jahren gefragt und versiert, hat immer noch die Phantasie, bei einem Vortrag vor großem Publikum plötzlich aufzuplatzen, um ihr »wahres Ich« zu offenbaren – ein schüchternes, fettes Mädchen, das in der Schule den Mund nicht mehr aufbrachte, nachdem es erfolgreich mit Sätzen wie »Du bist eine alte Plappertasche! Jetzt halt doch mal den Mund!« geimpft worden war. Das Erwachsenen-Ich könnte als Trümpfe hunderte von Karten mit geglückten Vorträgen und Tagungen auf den Tisch legen – gegen drei unglückliche Schuljahre.

Warum fällt es Tamara gar nicht so leicht, an der Hand des Erwachsenen-Ichs ihre Phantasien aufzugeben? Weil in ihr neben den Eltern-Ichs auch das ängstliche, angepasste Kind haust. Das angepasste, dem kritischen Eltern-Ich gehorchende Kind lebt als Ich-Zustand genauso in uns wie seine Geschwister – das natürliche und rebellische Kind. Diese Kinder können eigene Lebensmuster prägen.

Achten Sie einmal darauf, wer in Ihnen spricht, wie Sie mit sich selbst und anderen reden.

Sie wollen sich voll Begeisterung an ein neues Projekt machen (natürliches Kind), werden aber von inneren Saboteuren immer wieder gehemmt? Woher kommen die – aus dem kritischen Eltern-Ich (»Du hast schon soviel angefangen und es ist nichts draus geworden!«), dem angepassten Mädchen (»Wahrscheinlich schaffe ich das sowieso nicht mit dem Budget«). Was sagt Ihr Erwachsenen-Ich dazu?

Mit etwas Übung können Sie mit den Ich-Zuständen spielerisch umgehen, sie vervielfältigen, ihnen Namen geben:

Oberlehrer Meier weiß jede Begeisterung des natürlichen Kindes mit einem klugen Einwand zu bremsen und nörgelt, wenn wir alles nicht ganz perfekt machen;

- *der Tyrannosaurus vereinigt alle abschätzigen Urteile über uns: von faul, fett, unfähig bis dumm;*
- *der kleine Ritter Siegfried verteidigt uns als Repräsentant des rebellischen Kindes gegen Saurier und Lehrer;*
- *Klein Lieschen weiß, dass sie sowieso alles nicht kann und packt, hilft aber alten Menschen und liebt Tiere;*
- *die weise Eule verwaltet alle unsere Werte und*
- *die schlaue Füchsin versteht es, unter allen Personen und Tieren zu vermitteln und reife Entscheidungen zu treffen.*

Aus Ihrer Vergangenheit werden Sie sicher eigene Innere Personen oder geeignete Tiere finden. Malen Sie diese auf Kärtchen oder kleben Sie entsprechende Fotos auf. Räumen Sie bei einer Entscheidungsfindung jeder Person das gleiche Rederecht ein, auch Oberlehrer Meier, und nehmen Sie ihre Kärtchen jeweils in die Hand. Was sagt die Person? Wenn Sie alle Personenkärtchen auf den Tisch oder Boden legen, wie sind sie einander zugeordnet? Könnte eine Neuordnung an Ihrer Entscheidung etwas ändern? Lassen Sie zuletzt das Erwachsenen-Ich, die Füchsin, entscheiden.

Die Nutzlosigkeit, erwachsen zu werden

Erwachsene sind souverän und rational und ein bisschen langweilig. Zeit, in der Lebensmitte sein eigenes Ich wieder einmal zu verflüssigen. Das Erwachsenen-Ich ist ein hilfreicher Zustand, nicht das Ziel. Gerade in der Lebensmitte ist es hilfreich, das natürliche Kind wieder zu entdecken und ihm Raum zum Spielen zu geben. Das natürliche Kind sind wir, wo wir neugierig, kreativ, impulsiv und sorglos sind. Es will Hühnersuppe aus der Tüte (aber nur die mit dem kleinen Gelee-Ei) und Pistazieneis zum Frühstück, doch noch den Segelschein machen, endlich den Lyrik-Schreibkurs in der Volkshochschule besuchen oder die Wohnung pfirsichgelb streichen. Wir neigen dazu, dieses Kind im Namen der Vernunft zu gängeln und zu disziplinieren. Es zu fördern und zu befreien ist aber die beste Altersprophylaxe – lernen, immer wieder zu staunen und neugierig zu sein wie am ersten Tag.

Die Lebendigkeit des natürlichen Kindes finden wir in der Erinnerung an Kinderspiele, Träume, Märchen und biblische Geschichten. Das sind keine Kindereien, sondern Hinweise auf Lebensmuster, die endlich gelebt werden wollen. Ich war ganz erstaunt, als ich im Rahmen eines biographischen Coachings mein fast vergessenes Lieblingsmärchen *Der Trommler* wieder las. Dies war mir im Gedächtnis geblieben: Der Trommler hatte völlig unmöglich scheinende Aufgaben zu erfüllen, um eine verzauberte Prinzessin zu erlösen. Er musste einen Spiegelberg besteigen, einen See mit einem Fingerhut ausschöpfen, mit einer stumpfen Axt einen Wald abholzen und anderes mehr. Das alles meisterte er mit Dreistigkeit, List und produktiver Passivität. Sein Lebensmotto: »Was ich will, dass kann ich auch!« Wie gut, dass mir mein Vater dieses Märchen immer wieder vorgelesen hat, denn in der Schulzeit hatten die Erwachsenen ein weitaus weniger märchenhaftes »Skript« für mich ersonnen. In Schulaufführungen durfte ich aufgrund kurz geschnittener Haare nie die Prinzessin spielen, bekam als rotblondes Kind dafür aber die Rolle des Goldmariechens zugewiesen. Zur Erinnerung: Das Mariechen ist ein ungeliebtes Kind, das auch noch ungeschickt in einen Brunnen fällt. Aber es hat ja seine »inneren Werte«! Brav und demütig macht es sich im Haushalt der Frau Holle nützlich, um dann zuletzt belohnt zu werden. Die Botschaft war klar: Eine Prinzessin wirst du nie, sei nur hübsch brav und anständig, dann wirst du geduldet. Ich mochte das Mariechen nie, erkenne aber, wie störend es mein weiteres Leben bisher mitgeprägt hat. Wie gut, dass in meiner Seele schon der Trommler hauste, der mehr oder weniger laut immer die gleiche Melodie trommelte: »Was ich will, das kann ich auch!« In jeder von uns leben wohl solche Trommler, Prinzessinnen, sprechenden Vögel, Schwäne oder Riesen und warten auf ihre Wiedererweckung.

Und das Eltern-Ich? Es hat wenig Sinn, sich auf einen Generationenkrieg im eigenen Inneren einzulassen. Zwar gibt es wirklich destruktive und kränkende Sätze (»Du bist ein Versager!« »Ganz recht, dass dich niemand liebt!«), denen man mit einer Therapie oder einem Coaching zu Leibe rücken sollte. Bedenken wir aber, dass das kritische Eltern-Ich uns schützen soll, auch wenn seine Mittel nicht immer adäquat sind. Wessen natürliches inneres Kind beispielsweise darauf drängt, jetzt endlich Lyrik und Kurzgeschichten zu schreiben, sollte dem unbedingt nachgeben, aber auch auf das kritische Eltern-Ich hören und den langweiligen Bürojob nicht gleich zugunsten einer Schriftstellerkarriere aufgeben, die dann im finanziellen Desaster endet.

Dieses natürliche Kind braucht Schutz und Fürsorge. Denken Sie sich einen Schutzengel oder einen guten inneren Freund, der das fürsorgliche Eltern-Ich einschließt und übersteigt und bedingungslos zu Ihnen steht. Dies kann der »Trommler« sein, die Oma, ein guter Lehrer, eine transzendente Kraft.

Sie können sich solch einen Engel für Krisensituationen auch malen oder aus Papier ausschneiden. Er braucht nur einen Kopf, einen Rumpf und natürlich zwei Flügel. In den linken Flügel können Sie alles schreiben, was Sie belastet. In den rechten Flügel kommt alles, was Sie ermutigt: Was könnte der fürsorgliche Engel Ihnen sagen? Auf die Brust des Engels können Sie ein Herz malen. Welche Farbe hat es? Leidenschaftliches Rot, hoffnungsfrohes Blau, bittersüßes Violett oder erschöpftes Grau? Wenn Sie den Engel ausschneiden und drehen, können Sie seinen Rücken mit einem Rucksack versehen. Hier kommt alles hinein, was hilft: Wie sind Sie früher mit kritischen Situationen umgegangen? Was hat da geholfen? Welche Menschen – lebende und tote – können Ihnen beistehen?

»Was ich will, das kann ich auch!« Kann man wirklich aus einem nicht mehr passenden Lebensskript aussteigen? Manche »Skripts« passen wie angegossen und können gern akzeptiert werden, andere dagegen mögen zu eng oder zu schlotterig geworden sein. Erinnern wir uns an Romy Schneider, die trotz vieler anspruchsvoller Rollen und als internationaler Star nie ganz dem »Sissi«-Image entrinnen konnte. Sissi – es ist das ängstliche, angepasste Kind, das sich nicht selbst Vater und Mutter sein, das nicht erwachsen sein kann. In manchem »hormonbedingten« Wutanfall der Wechseljahre mögen wir ganz schwach die Rebellion dieses unterdrückten Kindes erkennen. Eine sehr gute Methode für brave Kinder, bisher nicht bewusste oder unterdrückte Wünsche und Lebensaspekte zu heben, ist die Frage: Gibt es Menschen, die ich ohne ersichtlichen Grund ablehne und nicht leiden kann? Oft verurteilen wir an anderen Aspekte, die wir selbst an uns unterdrücken oder nicht wahrhaben wollen. Professor Unrat, der bigotte Moralapostel, verfällt den Reizen einer Tänzerin im »Blauen Engel« und gilt als Prototyp des Heuchlers. Dabei ist nur ein unter der Knute des kritischen Erwachsenen-Ichs unterdrücktes Kind endlich seinen Neigungen gefolgt. Wir alle tragen wohl solch einen Professor Unrat in uns – bevor es mit ihm zu Niedergang und Verzweiflung kommt, sollten wir ihm von unserem Erwachsenen-Ich her beistehen.

Die am Anfang mit meiner Freundin diskutierte Frage, wer Lebensskripte schreibt, »wir« oder eine andere Instanz, ist damit nicht beantwortet. Für Eric Berne, den Begründer der Transaktionsanalyse, bedeutete das »Skript« ein vom ersten »Guten Tag« in die Welt bis zum letzten Abschied das Geschick prägende Größe, die höchstens mit Hilfe einer Therapie geändert werden könne. Auch wenn Berne sich in seinem Werk energisch gegen jede religiöse Kritik seines wissenschaftlichen Ansatzes verwahrte, ist allen absoluten Erklärungsmodellen, die – von der Astrologie bis zur Evolutionsbiologie – eherne Gesetze konstruieren, zu misstrauen. Wenn in der jüdisch-christlichen Tradition viel von Buße die Rede ist, so hat dies weniger mit einem freudlosen Leben in Sack und Asche zu tun, sondern enthält dies auch die Verheißung, dass jeder Mensch sich und sein Verhalten ändern kann. Vieles, was wir für »Schicksal« halten, mag Ergebnis unbewusster Verhaltensmuster und selbst- oder fremdverschuldeter Unmündigkeit sein, für vieles sind wir selbst verantwortlich, vieles wird uns geschenkt. Auch gibt es gesellschaftliche, geschichtliche, soziale Konstellationen, aus denen ein Mensch aus eigener Kraft nicht herauskommen kann und die auch nicht »positiv gedacht« werden können. Dennoch empfiehlt es sich, statt über ein vermeintliches Schicksal zu grübeln, den Leitsatz zu erinnern: Schriftsteller ist, wer schreibt und ein Lebensskript kann nur verfassen, wer lebt.

Augenblick mal!

Im Traum bebt das Haus,
ich entkomme
mit dem, was auf dem Leib.

Altern meint
los- und zurücklassen können,
heißt's,
Prahlhans
im Münsterland
jener Schrank,
die Türen lasziv geöffnet
über Tellerchen, Tässchen und Kelchen,
Glas, Porzellan,
zerbrechliche Bilanz
eines Lebens und derer davor.

Vorsichtig rutschten wir auf Pantoffeln
durchs Schloss,
danach Heidelbeerkuchen,
auf der Heimfahrt im Radio
»All the young Dudes«,
ich wollte,
der Augenblick würde nie enden,
dabei wussten wir nicht,
wie den verregneten Nachmittag übersteh'n.

Dies ist die Erinnerung an zwei Stunden eines verregneten Nachmittags, ein »Augenblick« einer inzwischen zu Ende gegangenen Beziehung, der aber hartnäckig im Gedächtnis aufleuchtet und in diesem Gedicht gerinnen wollte. Eine kleine Szene im Lebensfilm, bei dem mir der eigentliche Plot immer noch nicht ganz klar ist. Blicke ich auf mein »Lebenspanorama«, fallen mir weite Schneefelder auf, in der »Lebensbilanz« gibt es bedeutende Gedächtnislücken. Ich habe gerne studiert, arbeite gerne, aber Erinnerungen an Tage in Bibliotheken oder im Büro bleiben irgendwie blass und auch andere Lebensjuwelen leuchten nur schwach: das Abitur, Prüfungen – als dies mag einen Personalchef erfreuen. So hole ich sie nur bei Gelegenheit hervor, bei »offiziellen Anlässen« sozusagen. Ja, ich fühlte Erleichterung oder Stolz, doch die Erinnerungen daran sind kaum mit Emotionen behaftet. Meine »äußere« und »innere« Biographie sind nicht deckungsgleich. Messerscharf erinnere ich mich etwa daran, wie ich vor 25 Jahren vom Zug aus auf der Strecke Darmstadt-Groß Gerau in einem verwahrlosten Gehege ein Wollschwein entdeckte, das fröhlich herum hüpfte. Ich weiß, dass ich auf Erden keine großen Spuren hinterlassen werde, aber dass die Erinnerung an dieses Wollschwein mit mir untergehen wird, stimmt mich traurig (deshalb sei ihm hier ein kleines Denkmal gesetzt). Die Hirnforschung erklärt dieses Phänomen so: Unser Gehirn speichert in Kindheit und Jugend viel mehr Erinnerungen, weil diese noch neu und damit zur späteren Orientierung speicherungswürdig sind. In älteren Jahren ist das Gehirn routiniert und bewahrt Erinnerungen bewusst nur noch dann, wenn sie wirklich neu oder mit starken Emotionen behaftet sind. Das Wollschwein war »neu« und beeindruckte mich offenbar sehr. Es lässt sich nicht auf einen »Lebensfaden« reihen, es taucht in keiner Bilanz auf, wiegt aber, wirft man es auf die Waage, locker mein Abitur auf. Aber setzt sich unser Leben nicht aus solchen Augenblicken zusammen? Meine Oma vermachte mir in einer Blechschachtel eine Knopfsammlung. Die Kleidungsstücke dazu kenne ich nicht – sie sind zerschlissen, weggeworfen, sind im Krieg verbrannt. Auch die Knöpfe sind zu unterschiedlich, um daraus eine Kette zu basteln: einfache Stoffknöpfe, Druckknöpfe, glitzernde Schmuckknöpfe, Hornknöpfe, Kugeln … Doch hatte jeder Knopf seinen Ort und seine Bestimmung, seine Faszination und Eigenheit und regt zu Geschichten an. Müssen wir wirklich einen eigenen »Lebensmythos« entdecken, genügt nicht die Freude an der Knopfsammlung?

Aber Knöpfe sind eben nicht das Ganze, höre ich den Einwand, ohne dazu gehöriges Kleidungsstück sind sie wertlos. Muss ein Augenblick nicht zu »mehr« führen? Hier ertönt das Lied *Hätt' ich doch* leise im Hintergrund. Das Wollschwein hätte womöglich zum Entschluss, Biologie zu studieren verleiten können. Das eindrückliche Gespräch mit dem hübschen Mann im Zug dauerte immerhin einen Augenblick von einer Stunde – aber es ergab sich nicht »mehr«. Ich habe damals ein tolles Buch gelesen, jetzt krieg ich aber den Inhalt nicht mehr zusammen … Soll man diese schönen Diamanten gering achten, nur weil sie keine geeignete »Fassung« haben und relativ unverbunden im Lebensfilm stehen? Legen Sie sich doch eine Sammlung der intensivsten Augenblicke an und denken Sie liebevoll an sie zurück.

In Paul Ingendaays Roman *Warum du mich verlassen hast* erlebt der 15jährige Protagonist im Fieber sein Leben als Folge thematisch unzusammenhängender Bilder: »Solange das Fieber anhielt, zogen farbige Bilder durch meinen Kopf, als ginge ich durch eine Ausstellung, … alle Bilder (waren) isoliert, jedes für sich, und bei jedem fragte ich mich, was geschähe, wenn es nicht mehr da wäre. Wenn plötzlich der Museumsdirektor käme und sagen würde: das da vorn hängen wir ab! … Ich sah plötzlich, dass sich mein Leben auf viele verschiedene Arten zusammensetzen ließ.«[18]

Dreimal so alt wie der junge Marko dürfte unsere Bildersammlung größer sein.

- *Wählen Sie einmal zehn Bilder oder Exponate Ihres Lebens und stellen Sie sie in einem Museum Ihres Lebens auf. Das können »Momentaufnahmen« oder ganze Szenarien sein.*
- *Welche sind Ihnen die Wichtigsten? Was geschähe, wenn eines der Bilder abgehängt würde?*
- *Kann man die Bilder oder Plastiken auch anders anordnen?*
- *Nach welchen Kriterien haben Sie die Bilder ausgewählt – nach eigenem Geschmack oder Publikumserwartung?*
- *In Museen gibt es auch Lagerräume für nicht ausgestellte Exponate oder gar »Giftkammern«. Besitzen Sie solch eine Giftkammer? Welche zwei Bilder würden Sie in Ihr Museum integrieren? Hilft dem Inhalt ein anderer Rahmen? Ein neuer Rahmen heißt: Was habe ich aus diesem Erlebnis, das ich am liebsten vergessen und nicht vorzeigen möchte, gelernt?*
- *Ein Beuys, ein Bacon sind nicht »schön«, werten aber jede Sammlung auf. Wie stehen die geheim gehaltenen Bilder zu den übrigen? Werten sie sie auf oder ab?*

Man kann sich nicht nur den ganzen Tag im Museum aufhalten. Auch in der Gegenwart können »Augenblicke« gepflegt werden. Das bewusste Leben des Augenblicks kann Leben verlängern, sagt die Hirnforschung, nicht an Jahren, aber an erlebter Zeit. Reisen, auf denen man mit Neuem konfrontiert wird, helfen, solche Augenblicke zu aktivieren. Schon Jean Paul wusste: »Je länger man lebt, desto kürzer werden uns die Jahre. Denke an das Reisen: ein Vormittag auf der Reise zugebracht ist länger als zehn Vormittage zu Hause; aber warum? Die Menge neuer Gegenstände vervielfacht die Aufmerksamkeiten oder die Ideen, als Zeitmesser. Ebenso scheint uns die Jugend länger, weil in ihr alles neu ist und also die Zeit verdoppelt, im Alter aber alles einförmig wiederkehrt.«

Das kann nun nicht heißen, allein durch Reisen oder die Jagd nach dem eindrücklichen Event das Leben intensivieren zu können. Dazu gehört vielmehr die Würdigung und das Erleben des Unscheinbaren: Letzten Sonntag spiegelte sich die Sonne so vollendet im vergoldeten Deckel der Kaffeekanne, was wiederum schön mit der roten Tischdecke harmonierte und: Es gelang mir, den Kaffee einzuschenken, ohne dass er wie sonst über Tisch und Fußboden schwappte. Perfekt.

Hätt' ich doch …

Vielleicht
hätte ich die Notbremse ziehn sollen,
aussteigen,
um dem Mann mit dem Hündchen zu folgen,
auf der Heimfahrt im Rheindorf geseh'n.
Wir hätten drei oder vier Tage
zusammen sein können,
hätte ich doch
die verschwitzten Zettel
mit Telefonnummern
nicht gleich verworfen.
Besser wär's auch,
vor einer Kathedrale im Süden
auf den Stufen zu liegen.
Auf fernem Himmelsbogen
drängen die ungelebten
Ichs
an den Rand,
großäugig.
Sie neiden mir meine zerbrechliche Treue.

In der Cafeteria meiner Geschäftsstelle läuft vormittags das Radio – alte deutsche Schlager. »Hätt' ich einmal nur Zeit …« säuselt eine Mischung aus Latin Lover und vielbeschäftigtem Manager, eine romantische Version von »Liebling, es wird heute später, schon wieder Überstunden«. Auch wir haben neben »Glaubenssätzen« solche Hitparaden im Kopf. Wie jeder schlechte Schlager eine ähnliche Melodie hat, beginnt jeder Hit mit dem bewährten »Hätte ich doch …«. Beim Rückblick in der Lebensmitte häufen sich die verpassten Möglichkeiten: Hätte ich doch damals die Lehre zu Ende gemacht (abgebrochen), hätte ich doch Theaterwissenschaften studiert und etwas riskiert, statt Betriebswirtschaft zu studieren, geheiratet (nicht geheiratet) usw. Dieses Lied kann man vorzüglich im Duett singen (»Ich hätte ganz andere haben können«; »hätte ich deinetwegen nicht beruflich zurückgesteckt«). Dieser Hit kann beliebig oft gespielt werden, noch über Jahrzehnte. Alles gipfelt dann in dem aus Publikationen bekannten »Brief eines alten Mannes«[19] bzw. einer alten Frau: »Wenn ich noch einmal zu leben hätte, dann würde ich mehr Fehler machen … mehr reisen und mehr Berge besteigen, mehr Flüsse durchschwimmen und mehr

Sonnenuntergänge beobachten …« Der alte Mann kann kaum noch etwas ändern, in der Lebensmitte ist noch Zeit dazu.

Wenn die Platte »Hätt ich doch …« wieder anläuft, wird es Zeit, sie anzuhalten und darüber nachzudenken:

- *Was ist jetzt noch nachholbar, etwa ein Berufseinstieg, ein kreatives Hobby, ein Ehrenamt? Vielleicht ist das Nachgeholte nicht so glanzvoll wie das Versäumte: Eine Ballett-Karriere ist nicht mehr möglich, wohl aber das Tanzen; kein beruflicher Steilaufstieg, wohl aber eine sinnvolle Arbeit, die materielle Sicherheit bietet.*
- *Manches lässt sich weder ändern noch korrigieren: der Kinderwunsch, der Mann, den man vor 30 Jahren im Zug kennenlernte und den man dann doch nicht anrief, die Reise, die jetzt aus gesundheitlichen Gründen nicht mehr möglich ist… Man kann ruhig ein bisschen träumen, was gewesen wäre, wenn. Was an alternativ Gelebtem hätte man aber versäumt, wenn man »damals« die Gelegenheit ergriffen hätte? Es gibt den Mythos vom Paralleluniversum oder der anderen Seite des Mondes, wo unsere nicht verwirklichten Möglichkeiten leben, wo unsere Ichs die real nicht getroffene Entscheidung gewagt haben. Machen Sie folgendes Gedankenexperiment: Wenn solch ein anderes Ich auf die Erde schauen könnte und Sie sähe, was würde es denken (»Hätt' ich doch… ?«) Vielleicht wäre es ja neidisch?*
- *Welche bisher nicht gelebten Potentiale stecken hinter der »verpassten Gelegenheit«, etwa bei Kinderwunsch mütterlich, fürsorglich sein zu können, etwas weiterzugeben, selbst wieder Kind zu sein ? Kann dieses Potential auch anders gelebt werden? Jetzt?*

»Hätt ich doch …« hat noch kleine Geschwister, die recht lästige Weggefährten sein können. Sie heißen »Wenn ich erst …«. Diese Biester schleichen sich ganz harmlos ein: »Wenn ich erst fünf Kilo abgenommen habe, kaufe ich mir schicke Kleidung und gehe öfter aus, statt mich in der Wohnung zu verkriechen.« »Wenn ich mehr Zeit hätte, würde ich mehr Sport treiben.« »Wenn ich mehr Geld hätte, einen Lottogewinn vielleicht …« Manche Menschen machen das »Wenn« an der Zeit fest: »Wenn ich erst in Rente bin, dann …« (Hobbys, Reisen, Zeit für die Familie). Und fast jede kennt aus dem Bekanntenkreis oder der Nachbarschaft die tragische Geschichte eines Menschen, der nach diesem Leitsatz gelebt hat und der dann nach der Verrentung schwer krank wurde und seine Wünsche nicht mehr in die Tat umsetzen konnte. Natürlich ist ein Aufschub von Bedürfnisbefriedigungen sinnvoll und unterscheidet den Erwachsenen vom

Kleinkind, es gibt aber ungesunde »Wenns«, die im Alter zu »Hätt ich dochs« erstarren. Ab einem gewissen Alter ist »später« jetzt.

- *Was würde sich in Ihrem Leben ändern, wenn das »Wenn« sich erfüllt hätte?*
- *Wie wahrscheinlich ist es, dass Sie das Ersehnte dann auch in die Tat umsetzten – hundertprozentig, wahrscheinlich, vielleicht, oder doch nicht?*
- *Angenommen, in diesem Augenblick erfüllte sich das »Wenn« – was würden Sie jetzt tun? Und warum tun Sie es nicht jetzt? Ein Beispiel: Sie hätten täglich zwei Stunden mehr Zeit zur Verfügung – würden Sie wirklich ins Fitnessstudio gehen, die alte Mutter besuchen oder doch lieber die Zeit mit Fernsehen totschlagen?*
- *Lässt sich der Wunsch auch ohne die Bedingung des »Wenns« erfüllen?*
- *Wovor soll Sie das aufschiebende »Wenn« eigentlich bewahren?*

Wer noch nicht überzeugt ist, dem sei zum Thema »keine Zeit« die Erkenntnis des Kleinen Prinzen empfohlen:

»Guten Tag«, sagte der kleine Prinz. »Guten Tag«, sagte der Händler. Er handelte mit höchst wirksamen, durststillenden Pillen. Man schluckt jede Woche eine und spürt überhaupt kein Bedürfnis mehr, zu trinken. »Warum verkaufst du das?« sagte der kleine Prinz. »Das ist eine große Zeitersparnis«, sagte der Händler. »Sachverständige haben Berechnungen angestellt. Man spart dreiundfünfzig Minuten in der Woche.« »Und was macht man mit den dreiundfünfzig Minuten?« »Man macht damit, was man will…« »Wenn ich dreiundfünfzig Minuten übrig hätte, « sagte der kleine Prinz, »würde ich ganz gemächlich zu einem Brunnen laufen.«[20]

Leben als Erfolgsprojekt

Mit 50,
so heißt es,
vollzieht sich ein Wechsel,
weiß nicht wohin und wie weit,
zieht man Bilanz seines Lebens,
aber ich konnte noch nie
so gut rechnen,
der Mathematiklehrer
beglückwünschte sich und die Klasse,
als ich den Kurs verließ

besser ich lasse die Rechnungen offen,
mich vom Kellner betrügen
(dafür hab ich das Tischtuch mit Rotwein befleckt),
danke nein,
keinen Schnaps hinterher,
muss ich noch nach Hause finden,
irgendwann in der Nacht.

Ratgeber empfehlen, in der Lebensmitte eine Zwischenbilanz zu ziehen. »Bilanz« bedeutet »Gegenüberstellung von Vermögen und Schulden für ein Geschäftsjahr« oder für 40, 50, 60 Lebensjahre. Machten sich in früheren Zeiten Menschen Sorgen darum, vor einem »letzten Gericht« zu bestehen, so ist jetzt jeder sein eigener kleiner Buchhalter, der die Abrechnung präsentiert. Wem präsentiert? Sich selbst, der Gesellschaft? Egal, die Bilanz soll den Weg ins »erfolgreiche Altern« öffnen. »Können Sie Ihr Leben rückblickend als gelungen bezeichnen?« fragte vor Jahren ein Formular einer Patientenverfügung. Aber woran bemisst sich der »Erfolg«?

Es mag beglückend sein, im eigenen Leben einen roten Faden zu entdecken. Aber manchmal reißt der Faden durch und es lässt sich nicht wieder ohne Verknotungen daran anknüpfen. Krisen helfen uns, mehr zu uns selbst zu finden, daran zu wachsen, aber längst nicht alle tun dies. Auf manchem Lebensweg ragen Felsbrocken auf, bizarr, bemoost, unheimlich. Nicht jeder Bruch lässt sich in das Leben »integrieren«: Unerwartete schwere Krankheiten, die Lebenspläne durchkreuzen, Möglichkeiten für immer beenden, der plötzliche Verlust eines lieben Menschen durch Unfall, schwere Krankheit. Und nicht zu vergessen: Der unstillbare Hunger nach Liebe, bis zuletzt, wenn alte Menschen im Heim ein Stofftier an sich gepresst halten. Es mag harte Naturen geben, die daraus »gestärkt« hervorgehen, viele aber humpeln weiter, verletzt, gefleckt, versehrt. In der Lebensmitte einen neuen Anlauf nehmen und über diese Hindernisse hinweg ins »erfolgreiche« Alter springen? Das bekannte Gedicht »Stufen« von Hermann Hesse, gern als Postkarte verschenkt, empfiehlt:

Es muss das Herz bei jedem Lebensrufe
Bereit zum Abschied sein und Neubeginne,
Um sich in Tapferkeit und ohne Trauern
In andre, neue Bindungen zu geben …
Des Lebens Ruf an uns wird niemals enden …
Wohlan denn, Herz, nimm Abschied und gesunde![21]

Manches Herz bleibt krank, bricht gar.

Der Gedanke, dass Leben sich in Stufen entwickelt und zu einem erfolgreichen Abschluss gebracht werden muss, stammt aus der Entwicklungspsychologie. Sie ordnet jeder Stufe Lebensaufgaben zu. Wo Aufgaben sind, da gibt es Schulmeister und Schulmeisterinnen. Jetzt, in der Lebensmitte, sollten wir unsere Identität entwickelt haben, Bindungen leben und zum Fortbestand der Menschheit durch Familiengründung oder kulturelles und soziales Schaffen beigetragen haben. Wer eine dieser Aufgaben nicht geschafft hat, bleibt gnadenlos sitzen – er kommt auch bei den folgenden Aufgaben nicht mit. Ab dem mittleren Erwachsenenalter ist es denn auch nur noch eine Aufgabe: »Ich-Integrität« statt Verzweiflung zu entwickeln.

Erik Erikson, der bedeutendste Vertreter des Stufenmodells, veröffentlichte seine wichtigsten Werke in den 50er und 60er Jahren in den USA. Seitdem hat sich vieles gewandelt, Lebensläufe laufen zunehmend weniger nach dem Muster Lehre-Beruf-Familiengründung. Für Erikson sollte die Identitätsbildung mit dem 20. Lebensjahr abgeschlossen sein, die Pluralität möglicher Lebensformen heute aber fördert eher eine noch darüber hinaus dauernde »Identitätsdiffusion«. Mein Bekanntenkreis setzt sich aus relativ normalen Menschen zusammen, von denen aber nur wenige alle Klassenziele erreicht haben: Da ist die fast klassisch zu nennende Geschichte von Gerda, die beruflich zugunsten ihres Mannes zurücksteckte, nach 30 Ehejahren verlassen wurde und sich mit Anfang 60 noch ein neues Berufsfeld und einen eigenen Lebensunterhalt erobert. Karin, die Künstlerin, die keine Kinder hat und – kulturelle Generativität! – immerhin Kunstwerke schafft, die sich aber gegenüber blauen Tonelefanten und Fröschen für den Gartenteich nicht recht verkaufen. Oda, die auf Wunsch ihrer Eltern eine Banklehre machte, aber in ihrem Beruf unglücklich ist. Ich selbst verhalte mich auch wenig »generativ« und kümmere mich statt um die nachwachsende eher um die von uns gehende Generation, nämlich alte, pflegebedürftige Menschen. Und im Heim begegnen uns neben »lebenssatten« eben auch diese Menschen: die mit dem Stock drohenden, ständig vor sich hin schimpfenden, weinenden Alten. So wollen wir nicht werden? Aber vielleicht haben diese Alten ja Recht? Vielleicht müssen wir ja nicht alle Hausaufgaben brav erfüllt haben, immer in Angst vor dem Lehrer? Dies gilt für das Alter wie für die mittleren Jahre. *Die Reifeprüfung* heißt das Buch von Petra Gerstner über das 50. Lebensjahr. Ich kenne aber sehr viele Menschen, die es ohne Abitur sehr weit gebracht haben und die zufrieden leben!

Dieser Anspruch, dass Leben sich ständig »höher« entwickeln, reifen müsse, zur Ganzheit gelangen, ist von Theologen und Philosophen in

Frage gestellt worden. Der Theologe Henning Luther schreibt: »Es scheint gerade, dass die Ursache vieler sog. Krisen im Erwachsenenleben, wie z. B. der sog. Midlife-Crisis, nicht zuletzt aus der Starrheit von Identitätsformationen herrühren, die an der Gegenläufigkeit von Differenzerfahrungen zerbrechen oder aus der faktisch erlebten Überforderung durch übernommene Ansprüche an eine vorgeblich gelungene, ganze Identität.«[22] Der Anspruch, ein Mensch müsse für die »Ganzheit« seines Lebens sorgen, seine Vollendung, seinen »erfolgreichen« Verlauf ist eine ungeheure, unglücklich machende Überforderung, die schnell auch zur Übernahme falscher Ich-Ideale führt. Christa Wolf schreibt: »Begreifen, dass wir ein Entwurf sind – vielleicht, um verworfen, vielleicht, um wieder aufgegriffen zu werden, darauf haben wir keinen Einfluss.«[23] In einem gleichen wir der Venus von Milo: Wir sind Fragmente. Manchmal fehlt uns ein Zeh, ein Arm, der Rumpf, gar der Kopf. Unser Leben ist endlich und in seiner Endlichkeit verletzlich und begrenzt. Wir müssen nicht an uns herumhämmern, sondern können uns auch so unvollkommen »stehen lassen«.

Halb so gut lebt sich's am besten

Wer sorgt aber dafür, dass unsere Fragmente nicht als hässlich und unzumutbar in einer Kammer verschwinden, sondern dass sie als trotz allem schön oder interessant gelten? In der christlichen Tradition kommt dieser Blick von Gott, der nach dem Tod sein versehrtes Ebenbild wieder »aufrichte«. Diese christliche Tradition ist in der Gegenwart nicht mehr voraussetzbar oder allgemein kommunizierbar. Wo sich das »Ich« nicht durch eine Reihe von Wiedergeburten zur Vollendung schleppt, bleibt »das Leben als letzte Gelegenheit«. Wo es kein »Jenseits« gibt, wird »Glück« zur innerweltlichen Verheißung und Aufgabe, muss Leben »gelingen«. Was ist dagegen zu setzen? Für den bereits erwähnten Henning Luther ist es der christliche Glaube, wobei Glaube heißt, »als Fragment zu leben«, das bedeutet sich als unvollkommen und endlich zu akzeptieren. Diese Art Glaube als ein Vertrauen in das Leben muss nicht an das Bekenntnis zu einer Religion gebunden sein. Der französische Philosoph Pascal Bruckner versteht sich als »post-christlich«, bedauert aber, dass die Moderne kaum noch Deutungsmuster für Leiderfahrungen habe, und nun »verdammt zum Glück« sei. Aus säkularer Sicht bekennt er sich zum fragmentarischen, ja schärfer noch zu einem »ganze(n), gründlich verfehlte(n) Leben«: »Doch soll man aus der Tatsache, dass nicht alle Schicksale gleich sind, folgern, dass einige nichts wert sind, und ein Leben verachten, das nicht unseren Kriterien entspricht? … Doch solange noch ein Hauch Leben in uns ist, wäre es ungerecht, uns entweder zu den Siegern oder den Verlierern zu zählen. So wie Christoph Columbus Indien verfehlte und dafür Amerika entdeckte, »verfehlen« wir unaufhörlich unser Leben und erreichen dabei etwas anderes, ein einmaliges Abenteuer, das niemals ein Ende hat, bis zur letzten Minute nicht … Sagen Sie mir nicht, wie ein gelungenes Dasein auszusehen hat, erzählen Sie mir lieber von Ihrem eigenen …«[24]

Der Theologe Fulbert Steffensky spricht – mit Sicht auf das höhere Alter – vom Leben »auf halber Treppe«.[25] Er meint damit, sich auch mit den »nur halbwegs guten« Dingen im Leben auszusöhnen. In der Lebensmitte stehen wir wirklich auf halber Treppe und müssen dort nicht stehen bleiben – müssen aber nicht auch noch »erfolgreich« altern, es reicht, wenn es uns halbwegs gelingt. Eine Ehe mit vielen glücklichen Momenten, aber auch der Langweile und Abnutzungserscheinungen statt einer »Traumbeziehung«; ein tapfer bestandenes, mit Liebesmomenten gesprenkeltes Single-Dasein genügt. Eine »halbwegs gute« Mutter gewesen zu sein, ist völlig ausreichend! Wir haben trotz aller Planung und Eigenverantwortlichkeit unser Leben nicht in der Hand. Das mag Angst machen, befreit aber auch: Wir müssen am Ende kein Zeugnis abholen oder uns gar selbst eines schreiben. Wir können Erfahrungen des Elends betrauern und beklagen, müssen ihnen nicht zwanghaft Sinn unterlegen, wo sich kein solcher offenbart. Und wir können einen vollendeten Augenblick in seiner Flüchtigkeit genießen. Dass wir uns nicht selbst vollenden können und müssen, heißt auch, immer offen zu bleiben auf Zukunft hin – auf den Rest, der uns bleibt und auf eine größere, uns übersteigende Verheißung hin.

Kapitel 4
Wir und die anderen

Späte Früchte schmecken süß: Beruf und Berufung

Fruchtbare Jahre

Mit 43 Jahren hielt die Frau ihre ständigen quälenden Kopfschmerzen nicht mehr aus. Sie engagierte einen Schreiber und diktierte ihm, was ihr seit Jahren im Kopf herum ging. Hildegard von Bingen (1098–1179) brachte in den folgenden Jahrzehnten religiöse Visionen, ein Ethikhandbuch, Schriften zur Heil- und Naturkunde und Singspiele heraus – neben ihrer Arbeit als Klostergründerin und reisende Predigerin. Im vorigen Jahrhundert begann die große Lyrikerin Hilde Domin mit 42 Jahren, nach dem Tod ihrer Mutter, mit dem Schreiben. Ihre ersten Gedichte – das wird oft angesichts ihrer politischen Stimme übersehen – sind hoch erotisch und handeln von Liebe und Eifersucht.

Die Jahre ab 40 sind eine besonders fruchtbare Phase, der Auftakt zu einem künstlerisch, beruflich, erotisch oder emotional äußerst fruchtbaren Leben! Dennoch lamentieren viele Ratgeber darüber, dass mit den Wechseljahren die »unfruchtbare« Zeit im Leben der Frau beginne, die ihr jede Attraktivität raube. Dabei kenne ich in meinem Bekanntenkreis keine Frau, die sich je über ihren Hormonstatus oder ihre »Fruchtbarkeit« definiert hätte. Warum soll dies ab 50 anders sein? Das liegt in der Natur, sagen die Evolutionsbiologen und sind damit päpstlicher als der Papst, denn selbst die katholische Kirche gesteht Sexualität ohne Fortpflanzung ihr eigenes Recht zu. Aber Evolutionspäpste wie das Ehepaar Allan und Barbara Pease, die mit einfachen Mitteln erklären, warum Männer lügen und Frauen Schuhe kaufen, kennen da keine Gnade, Zitat: »Wirst du mich auch lieben, wenn ich alt und grau bin? fragt sie. Ich werde dich nicht nur lieben, antwortet er, ich werde dir sogar schreiben.«[26] Dieses witzige Einsprengsel, das einer Büttenrede aus einer Uraltsendung von *Mainz bleibt Mainz* entlehnt sein könnte, soll unterstreichen, dass Männer Frauen bevorzugen, deren Körper Fruchtbarkeit signalisiert. Hier werden Pease und Pease ganz ernst: »Viele Frauen macht das sehr wütend. Sie halten es für ungerecht, dass ein

Mann mit Falten und grauen Haaren als distinguiert und weise gilt, eine Frau dagegen einfach alt ist. Doch das ist nun einmal so. Man muss sich damit genau so abfinden wie mit schlechtem Wetter.«[27] Das ist nun mal so – während beim Mann ein fettes Konto Hühnerbrust und Bauch ausgleiche. Hier ist der Wunsch wohl Vater des Gedankens. Die eigentliche Drohung richtet sich allerdings an die jüngeren Frauen, die weder Pamela Anderson gleichen noch dem Kindchenschema (»Bambi, Barbie und Minnie Maus haben alle kleine Nasen«): »Im 21. Jahrhundert gibt es keinen Grund mehr, nicht so auszusehen, wie man will.«[28] Na denn. Ab 40 sollten wir soviel Verstand haben, sexistischen Unsinn als solchen zu erkennen, es sei denn, wir eifern Bambi, Barbie und Minnie Maus nach und bevorzugen Männer mit ausgeprägtem Reptiliengehirn. Da ist es lohnender, dem schlechten Wetter zu trotzen und der Sonne entgegenzugehen. Für die nicht biologische, die geistige, karitative oder kreative Fruchtbarkeit gibt es keine »biologische Uhr« und sie ist es doch, über die wir uns als Menschen ausdrücken und definieren.

Windsbräute in der Flaute : Langeweile und Berufung

Aufgebrochen als weiße Schiffe,
unter Musik und
Taschentuchgeschwenk;
wussten wir nicht,
ob wir zu den Gewürzinseln reisen
oder unbekannte Pole suchen sollten,
der Himmel verwirrend,
jede Nacht ein anderer lockender Stern.
Wenn wir nur übers Meer fahren können!
Heute
sind wir in irgendeinem verrotteten Hafen gelandet
und sitzen beim Brandy im Schifferasyl.
Wir kommen weit her
und haben uns nichts zu erzählen,
aus den traumlosen Nächten,
wie sie Valium schenkt.

Wenn wir überhaupt etwas in uns ticken hören, so ist dies nicht die biologische Uhr, es könnte auch eine Bombe sein – nämlich bisher vernachlässigte oder gar unterdrückte Gaben und Begabungen.

Hildegard von Bingen hatte Visionen, die ihr zu neuer Kreativität verhalfen und sie ihren Lebensauftrag finden ließen. So einfach haben wir es nicht. Vielleicht spüren wir nach Jahren der Berufstätigkeit oder Familienarbeit auf einmal Überdruss, Langeweile, Müdigkeit. Liebe Zeit, sind das etwa schon Anzeichen, sich auf den Vorruhestand einzurichten? Im Gegenteil! Unsere Langeweile ist ein Luxus, denn so selbstverständlich war unsere Berufstätigkeit ja nicht. Ich bin noch mit dem Spruch »Du heiratest ja doch« aufgewachsen, in der Abiturklasse träumten viele davon, Stewardess zu werden, andere machten die von den Eltern vorgeschlagene Banklehre und ein paar wenige machten, was sie wollten. Im Windschatten der Frauenbewegung konnten wir wirklich loslegen, wir besuchten Seminare wie »Frauen und Macht« oder »Karriere – ja bitte«. Ich erinnere mich, dass bei einem dieser Seminare unter uns Frauen um die dreißig auch zwei Männer waren – ein »neuer Mann« und ein eher traditioneller Familienvater. Letzterer gab unumwunden zu, dass er jeden Morgen gern ins Büro gehe, weil ihm das Familienleben zu eng würde. Hut ab, der Mann war mal ehrlich. Auch der zweite seiner Wortbeiträge ist mir im Gedächtnis geblieben: »Glauben Sie bloß nicht, dass Beruf Karriere und Glück bedeutet – es ist auch Langeweile und Demütigung.« Glaubten wir doch und stachen munter in See. Männer und Frauen aus Arbeiterfamilien profitierten von einem kurzen Aufschwung, der auch uns an die Universitäten spülte. Das Berufsleben war ein großer Abenteuerspielplatz. Zu erkennen waren Menschen mit demselben Hintergrund an ihrer Freude an einer Art Selbstinszenierung: Man sprang in letzter Minute in den ICE, weil man jetzt termingeplagte »Managerin« war oder ließ sich nach Wahl auf irgendeinen unbedeutenden Vorstandsposten, den frau nur erhalten hatte, weil es sonst keiner machen wollte, gleich im Nadelstreifenanzug mit Zigarre fotografieren. Die Freude daran hielt in der Regel nicht lange, nicht allein, weil die bösen Jungs eine doch nicht recht mitspielen lassen wollten, sondern auch, weil das Übereinstimmen mit inneren Hochglanzbildchen auf Dauer keine »Berufung« sein kann. Deshalb denke ich öfter an den oben zitierten Satz des Mannes, den ich heute nicht mehr auf der Straße wiedererkennen würde. Er hat mein Berufsschifflein um manche Klippe geleitet. Seine Relevanz entdecke ich heute vor allem an gleichaltrigen Männern: Ich lerne meist noch muntere Workaholics kennen oder eher Resignierte, die ab 40, 50 unter der Routine ihres Berufes leiden, nachdem mit dem Großwerden der Kinder ihr unmittelbarer Versorgungsauftrag entfällt.

Bei Frauen, so weit ich dies überschaue, ist die Gemütslandschaft etwas vielfältiger. Wer Karriere machen wollte, hat sie gemacht. Bei anderen endete der Traum vom Loft in New York in einem Büro in Stuttgart-Degerloch. Manche meiner hoch qualifizierten Freundinnen leiden an Unterforderung in ihrem Beruf, andere sind nach der Familienphase oder nach ihrer Scheidung voller Elan, etwas Neues anzufangen, so sie denn Arbeit finden. Entspricht mein Beruf meiner »Berufung«? Dies ist eine Luxusfrage, die sich Arbeitslose oder die, die gerade mal Arbeit gefunden haben, nicht stellen. Den Luxus sollte sich, wer kann, dennoch erlauben und sich vor allem nicht einreden lassen, ab 50 müsse man sich schon auf die Frühverrentung einstellen. Es ist natürlich eine Tatsache, dass es ab 50 schwerer wird, eine neue Stelle zu erhalten. Das »zu alt« kann aber auch ein Holzbein sein, das eine am Loslaufen hindert. Und hier werden Langeweile und Unzufriedenheit zu wichtigen Geburtshelferinnen für neue Entscheidungen. Natürlich wird uns kein Engel vom Himmel unsere Lebensaufgabe oder Berufung offenbaren, aber ohne Visionen geht nichts. Die Vision, das innere Bild ist ein Magnet, der nach vorne zieht. Eine »Vision« kommt aus unserem Innersten, sie ist von falschen Idealbildern von Erfolg und Glück zu unterscheiden, was mit einiger Lebenserfahrung einfacher ist als in jungen Jahren. Gerade Frauen, die heute zwischen 40 und 60 sind, wurden mit zwei unterschiedlichen Sets solcher Ideale gefüttert: einmal die traditionellen Frauenberufe (Friseurin, Stewardess, Ärztin) und andererseits dank Frauenbewegung dies: die Karriere! Selbst der neue Duden kennt die »Karrierefrau«, vermerkt dazu aber in Klammern »leicht abwertend«. Echte Karrierefrauen stört das nicht, denn sie haben ihre Vision und nehmen auch Rückschläge in Kauf. Es gibt Frauen, die sich mit über 50 noch Machtpositionen erobern, sich selbständig machen und richtig viel Geld damit verdienen. Bei der Besetzung ranghoher Positionen spielt das höhere Alter, jedenfalls von Männern, kaum eine Rolle – wieso sollten ältere Frauen sich hier also etwas entgehen lassen?

Schwerer haben es die, die sich nicht an einer Zielvision (das will ich erreichen) orientieren, sondern mit der »Karriere« (mit einem künstlerischen Beruf, der Boutique) einen ganz anderen inneren Hunger stillen wollen: nach Anerkennung, Bewunderung danach, doch noch Pappis tüchtiges kleines Mädchen zu sein oder der großen feministischen Übermutter zu genügen. »Berufung« erweist sich in der Leidenschaft und Liebe, die wir in eine Tätigkeit einbringen, nicht in der, die wir dadurch zu erhalten hoffen. Ganz tragisch erfahren dies Frauen, die sich in einem sozialen Beruf für andere Menschen aus Nächstenliebe »aufgeopfert« haben, und nun völlig leer und ausgebrannt sind, da ihre Klienten den großen Hunger des inneren kleinen Mädchens nicht durch Dankbarkeit stillen können oder wollen. Achten Sie also zuerst auf Ihren Hunger! Und wenn Sie Bratkartoffeln der Haute Cuisine vorziehen, wählen Sie Bratkartoffeln, auch wenn andere sagen, dass Sie nichts von gutem Essen verstehen. Hildegard von Bingen hatte »Offenbarungen«, das heißt sie hat ihre Neuausrichtung nicht aus mehreren Möglichkeiten ausgewählt oder sie geplant – sie »kam über sie«. Wo der Himmel schweigt, können wir uns auf den Bauch verlassen: Visionen kommen nämlich aus dem Bauch und dem Herzen, aus dem Unbewussten, nicht aus dem Kopf. Wo eine Vision nicht gefühlt, gerochen, geschmeckt wird, handelt es sich wahrscheinlich um ein Hochglanzbild. Wer sich unter »Führungskraft werden« nur vorstellen kann, mit dicker Zigarre an einem aufgeräumten Schreibtisch zu sitzen und nicht automatisch sieht, wie sie sich als Chefin bewegt, wie ein Angestellter ins Zimmer tritt, sie sich mit ihm berät und Pläne entwickelt und schon in Gedanken in Begeisterung gerät – deren Vision ist nicht echt. Berufung steigt aus unserem Unbewussten auf und das hält sich nicht an gesellschaftliche Normen, was denn Erfolg sei. »A satisfied mind« wünschte sich Jonny Cash in dem gleichnamigen Song als höchstes Lebensziel, das mit Geld und Erfolg nicht zu erreichen sei.

Zur Berufung gehören auch ein gewisser Realismus und die Fähigkeit, Schmerzen auszuhalten. In der »Berufung« wird von uns nämlich gefordert, uns selbst zu geben, es geht nicht um das Empfangen von Ehre, Liebe, Anerkennung. Von vielen Bekannten, die mit Anfang 50 einen beruflichen Neuanfang gewagt haben, habe ich gehört, »dass sie es sonst nicht mehr ausgehalten hätten«. Ich kenne zwei Frauen, die sich spät entschlossen, Kunst, nämlich Bildhauerei und Töpferei zu ihrem Beruf zu machen. Davon kann man realistischerweise nicht leben, so dass sie zur Sicherung des Lebensunterhaltes Putzjobs bestreiten oder Regale im Supermarkt auffüllen, nicht begeistert, aber zu jedem Opfer bereit. Ich selbst hatte – gerade nach einem sehr erfolgreichen von mir veranstalteten Kongress – den beängstigenden Traum, in einem Abbruchhaus zu wohnen. Er kam immer wieder. Irgendetwas stimmte mit meinem Lebenshaus wohl nicht. Fast gleichzeitig wurde ein inneres Bild, wie ich nachts beim Mondschein in meinem Mansardenzimmer vor dem Computer sitze und schreibe immer aufdringlicher. Und jetzt sitze ich hier nachts vor dem Computer und schreibe an diesem Buch – ohne diesen Weg minutiös geplant zu haben. Dazu bin ich zu faul. Und eigentlich könnte ich jetzt auch beim Wein sitzen, ich bin schon ganz unsozial geworden, und sowieso sollte ich die letzten Seiten wegwerfen … Aber dieses innere Grummeln vergeht wieder, es gehört einfach dazu, wie das Geschimpfe auf einer Bergtour im strömenden Regen, warum man sich das denn jetzt bloß antue, und das dann, wenn der Gipfel erreicht ist, grenzenloser Befriedigung weicht.

Langweile, Unzufriedenheit – nicht immer tragen hilfreiche Engel weiße, glänzende Gewänder. Die unlustigen Gefühle sind Signale unseres Unbewussten, das uns nicht quälen, sondern zu unserer Berufung treiben will. Zugegeben, es spricht undeutlich, aber wir können ihm auch vertrauen in einer Zeit, da unser Inneres hormonell durcheinander gerät, Emotionen und Reizbarkeit sich Luft machen. Flauten und Windstillen sind Pausen zur Kurskorrektur, um dann mit vollen Segeln weiterfahren zu können: Ich kenne ehemalige Büroangestellte, die jetzt Malkurse geben und, um Geld zum Leben zu haben, bei der Post arbeiten, ehemalige Pfarrsekretärinnen, die nach einer entsprechenden Ausbildung jetzt Trauerberatung anbieten, Theologinnen, die Personalchefin sind. Die großen Karrieren sind das nicht. Ich möchte hier aber von einer »Karriere nach innen« statt »nach oben« sprechen. Einige haben dabei sogar unter Aufgabe eines vermeintlichen, falschen Wunschtraumes wahre Erfüllung gefunden.

Zeit der Zärtlichkeit: Wenn die Eltern alt und pflegebedürftig werden

Meine Mutter,
bescheiden wie's Veilchen im Moose,
lernte zuletzt noch
die Rosen zu lieben.
Wie sie –
selbst schon gelähmt, voller Schmerzen –
noch weinen konnte
übers nach zwei kurzen Frühjahrn
erfrorene Stöcklein!
Der Engel war sehr bemüht,
ihr doch noch Rosenregen zu schaffen:
Fremde schenkten Äpfel und Blumen,
in den Gärten der unerreichbaren Reichen
strotzten die Blüten,
wilder noch blühte die Rockergruppe,
ledergewandet,
die ohne weiteres Wort
ihren Rollstuhl die Treppen
zum Cafe hoch gehievt.
Vor mir,

wenn ich dies schreibe,
liegt eine getrocknete gelbe Rose von ihrem Sarg.

»Du hast doch versprochen, dass du anrufst! Wie? Zwei Tage länger geblieben? Aber dann hättest du dich doch melden können. Ich wollte schon die Polizei alarmieren. Wir haben uns Sorgen gemacht!« Walter legt erregt den Hörer auf. »Die Tochter?« frage ich wissend. »Ach was, mein Vater!« Auf einmal kommt es zum Rollentausch: Soeben waren wir noch Jugendliche und ärgerten uns über die elterliche Kontrolle und auf einmal machen wir uns Sorgen, wenn die Mutter nicht anruft, die Eltern sich auf der Fahrt in den Urlaub (»Ja, kannst du denn wirklich noch fahren, Vater?«) nicht anrufen, ob sie gut angekommen sind. Wir werden älter, unsere Eltern auch. In dem Seminarhaus, in dem ich manchmal Tagungen anbiete, gibt es einen Postkartenständer mit »lustigen« und besinnlichen Karten. Über der Ansicht eines blumengeschmückten Balkons steht der Spruch: »Frauenschicksal: Kaum sind die Kinder aus dem Haus, werden die Eltern krank.« Lustig ist das nicht, aber es entspricht der Erfahrung vieler Frauen in der Lebensmitte. So schicksalhaft wie die »Sandwichgeneration« vor uns sehen mit zunehmender Berufstätigkeit Frauen heute diese Tatsache nicht, obwohl immer noch über 90 Prozent aller alten Menschen in häuslicher Umgebung gepflegt werden. Dies allen Unkenrufen und Abgesängen auf die Familie zum Trotz, und wir müssen uns klar machen, dass es das liebevoll behütete Altern im Kreis der Familie vielleicht bei den Buddenbrooks gab, dies aber auch in der »guten alten Zeit« eben nicht die Regel war. Es gibt viele gute Bücher und Erfahrungsberichte zum Thema »Pflege der Eltern«, so dass ich mir sachdienliche Hinweise an dieser Stelle ersparen kann. Ja, wir wissen, dass wir mit unseren Eltern rechtzeitig über ihre Vorstellungen vom Älterwerden reden sollten, uns im Falle der Pflege zu Hause immer Zeit für uns selbst gönnen und soviel Hilfe wie möglich annehmen sollten, dass die Pflege in einem Heim oder einer Wohngemeinschaft nicht immer die schlechteste Lösung sein muss, vielleicht nur die zweitschlechteste. Das alles wissen wir irgendwie wie wir auch immer wussten, dass einmal unsere Eltern noch älter werden und sterben, und dann ist alles neu und überraschend und ganz anders.

Wer sich für die Pflege der Eltern oder eines Elternteils entscheidet bzw. für regelmäßige Besuche im Heim, wird viele Einschränkungen der eigenen Zeit und Wünsche erfahren, Pflege ist eine Zeit der Selbstzurücknahme, daran ändern auch zahlreiche Hilfsangebote von außen nichts. War für Frauen mit eher traditionellen Lebensläufen die Pflege der Eltern Schicksal, so haben wir heute viele andere Angebote und Wahlmöglichkeiten: Den Beruf oder Wiedereinstieg in denselben, ein aufwändiges, bisher vernachlässigtes Hobby, ein Ehrenamt, eine Weiterbildung … Eben diese Vielfalt kann unzufrieden machen, weil die verworfene Möglichkeit von Zeit zu Zeit anklopft: »Wäre meine Mutter doch nur so vital wie die von Frau Z., die passt sogar noch auf die Enkel auf, damit Frau Z. wieder arbeiten gehen kann! Und ich?« Umgekehrt, wenn die Pflege an eine Institution übertragen wird, bleibt das schlechte Gewissen. Diese gemischten Gefühle bleiben bei beiden Entscheidungen, denn man kann nicht wie bei den Kindern darauf warten, dass die Betreuten sich entwickeln, selbständiger werden und zuletzt das Haus verlassen – am Ende der Pflege steht der Tod, den man den eigenen Eltern natürlich nicht wünscht. Dennoch hilft es wenig, die Pflege mit der Attitüde der Märtyrerin und des Opfers auf sich zu nehmen und sie nur als Unterbrechung des Lebensplanes zu deuten. Wer sich »opfert«, weil es sich so gehört, man doch noch die Liebe der Eltern erringen will, die eher dem Bruder zukam oder die Anerkennung der Schwiegermutter, bringt schlechte Voraussetzungen mit, die Zeit der Pflege ohne gegenseitigen Schaden zu überstehen und sollte sich Alternativen überlegen, die beiden Teilen wenigstens halbwegs gerecht werden. Vergangenes kann jetzt schwerlich aufgearbeitet werden, denn die alten Eltern machen sich nun an ihre letzte und schwierigste Erziehungsaufgabe: uns zu zeigen, wie man Abschied nimmt und stirbt. Wer die Zeit der Pflege mit allen Höhen und Tiefen bewusst als Lebenszeit akzeptiert, ohne ständig nach den dadurch versäumten Möglichkeiten zu schauen, kann Lebenstiefe gewinnen. Mit dem Sterben der Eltern wird uns unsere eigene Sterblichkeit endgültig bewusst, ein Grund, mit dem Leben behutsam umzugehen.

Zur Behutsamkeit leitet uns der Umgang mit alten Menschen an, denn in ihrer Umgebung gelten plötzlich ganz andere Werte als in unserem Alltagsleben: Langsamkeit, Geduld, Genügsamkeit, Verlässlichkeit, Vorsicht, nehmen, was kommt statt Flexibilität, Mobilität, Schnelligkeit und Effektivität. Es sind nicht »falsche«, sondern andere Werte, wir können sie erkunden und erleben wie Reisende eine andere Kultur. Denken Sie daran, wenn Sie andere Gleichaltrige beneiden, die auf Kreuzfahrt sind, während Sie mit Mutter daheim ganz langsam Tee trinken.

Das Zeitempfinden ändert sich: Manchmal rast die Zeit, wenn viele Aufgaben zu erfüllen sind, der alte Mensch sich aber störrisch dem Waschen und Anziehen widersetzt, dann dehnt sie sich wieder. Der durchsonnte Nachmittag, an dem Mutter auf der Terrasse ein Eis aß, während die Katze träge im Baum schlief, ist dieser einmalige Nachmittag, von dem man nicht weiß, ob ihm je ähnliche folgen werden. Unsere Zeit ist gestundet.

Auch das Gefühlsleben ändert sich. Wir werden wütend, wenn der Vater uns halsstarrig zum dritten Mal widerspricht, ärgern uns und schreien, empfinden gleich darauf Reue, an anderen Tagen Mitleid und Melancholie. Manche Krankheiten wie Schlaganfall und Demenz lockern den Kontrollmechanismus für Gefühle, die der alte Mensch dann unkontrolliert hervorsprudeln lässt. Ich bin preußisch erzogen, eher rational orientiert und Gefühle zu äußern oder gar zu haben, galt in der Familie als unschicklich. Die Begegnung mit an Alzheimer erkrankten Menschen im Heim erschreckte mich zunächst tief, bis ich lernte, dass diese Menschen zwar ihre intellektuellen Fähigkeiten verlieren, nicht aber die Gefühlstiefe. In dieser Tiefe des Empfindens haben sie uns Kontrollierten etwas voraus, es ist unser Wertesystem, das das Gefühl dem Verstand unterordnet. Pflegen kann daher auch heißen: tiefer fühlen lernen.

Die Zeit der Pflege ist die Zeit der Sinnlichkeit, auch wenn diese anders daher kommt als in Kosmetik- und Modekatalogen. *Zeit der Haut* heißt daher der Roman der finnischen Autorin Anja Snellman, der die Pflege einer alten Mutter durch ihre Tochter beschreibt. Hier lernen wir Sinnlichkeit bis zur letzten Konsequenz kennen, die Fleischlichkeit des Menschen, die sich in zerknitterter, herabhängender Haut, dürren Gliedmaßen, hervortretenden Adern und Flecken offenbart. Der Kirche wird immer noch »Leibfeindlichkeit« vorgeworfen und damit ist die Verachtung des blühenden Körpers gemeint. In der Pflege können wir die Probe aufs Exempel machen, wie weit die eigene Leibfeindlichkeit geht, wenn dieser Leib nicht strotzend, sondern hinfällig ist. Was heißt das, einen Menschen zu waschen, ihm auf die Toilette helfen und ihm somit in seiner tiefsten Beschämung beistehen? Dadurch können sich ganz neue Erfahrungen von Zärtlichkeit und Intimität ergeben.

Besonders quälend ist es, wenn sich der alte Mensch scheinbar verändert, wenn er wird, wie er früher nie war. »Ich kenne Vater nicht wieder!« heißt es dann. Besucher bleiben aus, denn sie wollen »den Fritz so im Gedächtnis behalten, wie wir ihn kennen.« So ein Gedächtnis ist aber ein recht enges Gefängnis. Wir kennen einen Menschen nie ganz. Wir kennen die Eltern 30, 40, 50 Jahre, aber sie hatten ein Leben vor und ohne uns. Ich wundere mich manchmal, wenn ich alte Fotos meiner Eltern finde und frage mich: Wer war diese junge Frau im Blümchenkleid, dieser 30jährige junge Mann, der auf dem Foto noch nicht weiß, dass er bald in den Krieg ziehen wird? Was haben sie gedacht, gehofft, gefühlt? Ich werde es nicht mehr erfahren.

Für jeden Betroffenen ist es schmerzlich zu erleben, wenn die Eltern in eben diese kinderlose Zeit abtauchen, die eigene Tochter nicht mehr erkennen, drohen: »Gehen Sie weg!« Manche beschuldigen ihre Kinder, »nur hinter dem Geld her zu sein«, gestohlen, das Essen vergiftet zu haben. Dies sind tiefe Verletzungen aus früheren Zeiten, die sich jetzt Luft machen – gegenüber den Falschen, aber gerade die Nächsten sind es ja, die man am tiefsten liebt und am tiefsten verletzt. Zuletzt versinkt der alte Mensch in sich selbst, er hat jetzt anderes zu tun. Diese abgebrochene Brücke ist für viele schwer zu ertragen, der Verlust der Kommunikationsfähigkeit scheint vielen gesunden Menschen als so bedrückend, dass sie sich, sollte diese bei ihnen eintreten, über Patientenverfügungen einen schnelleren oder zumindest nicht hinausgezögerten Tod wünschen. Der Rückzug nach innen und der Verlust der verbalen Kommunikation ist aber in erster Linie das Leiden der Außenstehenden, denen die Kränkung widerfährt, nicht mehr wahrgenommen zu werden. Manchmal kommunizieren alte Menschen noch und häufig mit längst verstorbenen Menschen, der eigenen Mutter. Korrekturen »Oma ist vor 20 Jahren gestorben« bewirken gar nichts. Die Toten sind zu inneren Figuren des alten Menschen geworden. Das muss nicht bedrohlich sein, sie können Weggefährten und Helferinnen auf dem letzten Weg sein, auf die wir Lebenden nicht eifersüchtig zu sein brauchen. Als junge Menschen haben wir uns darüber aufgeregt, wenn unsere Eltern uns kontrollierten, »alles« von uns wissen wollten. Jetzt müssen wir den Eltern ihren ganz eigenen Weg zugestehen.

Pflege bedeutet ein stufenweises, langes Abschiednehmen. Viele Menschen wünschen sich ein ganz anderes Ende: schnell und schmerzlos. Wer sich aber lange auf einen Abschied vorbereiten kann und diesen begleitet, erlebt nicht solch einen Schock wie bei einem plötzlichen Tod, wo kein bewusstes letztes Gespräch, kein Kuss, keine Versöhnung möglich waren. Auch wenn das grausam klingen mag und Widerspruch erregt: Menschen haben auch das Recht auf einen langsamen Tod, ein langsames Dahindämmern. Sie leben jetzt diese besondere Lebensphase, wir die unsere. Wenn ein Mensch längere Zeit begleitet wurde, wird die Trauer nach dem Tod meist milder erlebt.

Und dann sind wir auf einmal Waisen oder Halbwaisen. In der Bibel war immer die Rede von den »Witwen und Waisen«, die ganz besonders arm seien und daher unter Gottes Schutz stünden, und ich dachte natürlich an Waisenkinder. Ein erwachsener Mensch, womöglich noch mit eigener Familie, ist keine Waise. Man spürt dies vielleicht erst nach einem Jahr, nach zwei Jahren, wenn die Trauer »vorbei« sein sollte. Jetzt sind wir allein, mutterseelenallein. Dieses Gefühl braucht nur eine Minute zu dauern oder zwei, aber es ist da. Schön, wenn dann die Eltern zu inneren fürsorglichen Helfern geworden sind, die trösten können. Viele Menschen werden etwas melancholisch, wenn sie an die ersten Jahre der eigenen Kinder zurück denken. Sie gingen so schnell vorbei, und die durchwachten Nächte, als man endlich einmal nur noch schlafen wollte, die Stunden, an denen man ernsthaft überlegte, die Kinder in ein strenges Internat zu geben, sind nur noch ein blasser Fleck in der Erinnerung. So mag es einem auch nach der Zeit der Pflege gehen, aber solche Erkenntnisse gibt es immer erst hinterher. Anja Snellman schreibt: »Jetzt weiß ich mehr: Ich weiß, wie schnell das späte Greisenalter, die letzten Lebensjahre, Monate, Wochen eines Menschen vergehen. Sie fliegen ebenso rasch vorüber wie jene vergötterte Zeit der frühen Kindheit. Auch die letzte Zeit des Alters ist von unersetzlichem Wert, sie ist es ebenso wert, beachtet und verstanden zu werden wie die ersten Schritte, die ersten Worte, die früheste Entwicklungsphase unserer Kinder.«[29]

Gewisse Paare

Tristesse im Himmelreich

»Du bist nicht mehr der Mensch, den ich geheiratet habe.« In meiner Jugend in den 70er Jahren galt eine Scheidung noch als anrüchig, war ein Zeichen, dass eine Frau ihren Mann »nicht halten konnte«. Daran zu denken, dass der Trennungswunsch von der Frau ausging – was heute statistisch belegt mehrheitlich der Fall ist –, war kaum denkbar. Als einzige Entschuldigung wurde der oben zitierte Satz gelten gelassen. Die Frechheit, dass ein Mensch sich im Lauf des Lebens ändert, ging als akzeptabler Scheidungsgrund durch. Noch ärgerlicher ist es, wenn er oder sie über Jahre lang gleich geblieben ist und sich Langeweile einstellt. Langjährige Beziehungen können zwei Gefahren unterliegen: Wenn sich ein Partner, legitimiert durch die »Wechseljahre«, verändert oder verändern will oder gar beide sich in unterschiedliche Richtungen entwickeln. Die zweite Gefahr: wenn beide sich nicht ändern.

Die Krise des Paares in den mittleren Jahren ist ein höchst beliebter Stoff für Romane und Filme. Eine der eindrücklichsten Schilderungen einer Krise in der Lebensmitte, die zugleich die Krise eines Paares ist, findet sich in Franz Werfels Novelle *Eine blassblaue Frauenschrift*. Sie spielt 1936, ist aber in ihren Ehedialogen taufrisch. Der Inhalt: Leonidas, gut situierter Ministerialbeamter in Wien, erhält zu seinem 50. Geburtstag einen Brief mit einer in blassblauer Tinte versehenen Anschrift. Eine Jugendliebe, die er schamlos betrogen und sitzen gelassen hat, bittet nach Jahrzehnten um Hilfe für einen in Deutschland gefährdeten jüdischen Jungen. Leonidas vermutet, dass es sich dabei um seinen eigenen Sohn handelt. Dies erschüttert ihn zutiefst und lässt ihn seine berufliche Laufbahn und seine Ehe in Frage stellen. Als er, um sich zu entlasten, den Schreibtisch seiner Frau durchwühlt, um Hinweise auf deren mögliche Untreue zu finden, macht er in ihrem Tagebuch eine grässliche Entdeckung: Seine Frau hat keinerlei Geheimnisse vor ihm! Beim gemeinsamen Mittagessen entspinnt sich folgender Dialog:

»Bist du krank, Amelie, hast du keinen Appetit?«

Ihr Blick konnte eine höhnische Erbitterung nicht verleugnen: »Ich sterbe vor Hunger«, sagte sie. »Von dieser Spatzenportion wirst du nicht satt werden.«

Sie stocherte im grünen Salat, der eigens für sie ohne Essig und Öl, nur mit ein paar Zitronentropfen angerichtet war: »Fällt es dir erst heute auf«, fragte sie spitz, »dass ich wie eine Wüstenheilige lebe?« Er gab ziemlich stumm und ungeschickt zurück: »Und welches Himmelreich willst du dir dabei verdienen?« Sie schob mit einer heftigen Ekelgeste den Salat von sich: »Ein lächerliches Himmelreich, mein Lieber. Denn dir ist es ja vollkommen egal, wie ich aussehe… Dir macht es nichts aus, ob ich eine mittelschwere Tonne bin oder eine Sylphide…« Leonidas, der seinen schlechten Tag hatte, verirrte sich weiter im Dickicht der Ungeschicklichkeit: »Wie du bist, Liebling, bist du mir recht… Du überschätzt meine Äußerlichkeit… Um meinetwillen musst du wahrhaftig nicht als Heilige leben…« Ihre Augen, die älter waren als sie selbst, blitzten ihn an, füllten sich mit hässlichen, ja gemeinen Wallungen: »Aha, also bin ich für dich schon jenseits von Gut und Böse. Mir kann nach deiner Ansicht nichts mehr helfen. Ich bin nichts anderes mehr für dich als eine schlechte Gewohnheit, die du nur weiter mitschleppst. Eine schlechte Gewohnheit, die aber ihre praktischen Seiten hat…«[30]

Leonidas und Amelie haben noch eine Chance: Sie hat ihren Gatten beim heimlichen Wühlen in ihrem Schreibtisch gesehen und eine ganz andere Seite des Gentleman kennen gelernt, er spürt ihre untergründige Wut. Da blitzt das andere, die Fremdheit auf, während beide bisher ihre Individualität zugunsten der Beziehung abgeschliffen hatten. Sie könnten ganz andere sein. Dann wird die Chance vertan. Leonidas hatte das Mittagessen eigentlich für seine Lebensbeichte reserviert, unterlässt diese jedoch aus Feigheit und Bequemlichkeit und der scheinbare Dialog wird sich so immer weiter fortsetzen. Vielleicht enden beide so, wie Erich Kästner »gewisse Ehepaare« charakterisiert:

Ob sie nun gehen, sitzen oder liegen,
sie sind zu zweit.
Man sprach sich aus. Man hat sich ausgeschwiegen.
Es ist soweit.

Das Haar wird dünner, und die Haut wird gelber,
von Jahr zu Jahr.
Man kennt den andern besser als sich selber.
Der Fall liegt klar.
...
Sie lebten feig und wurden unansehnlich.
Jetzt sind sie echt.
Sie sind einander zum Erschrecken ähnlich.
Und das mit Recht.
...
Nachts liegen sie gefangen in den Betten
Und stöhnen sacht,
während ihr Traum aus Bett und Kissen Ketten
und Särge macht.[31]

Prosaischer klingt es in Beratungsstellen und Internetforen: »Er« sei nie da, sähe nur fern, rede nicht, die Partnerin sei nur noch ein Möbelstück für ihn (und umgekehrt). Dies beklagen auch junge Frauen und Männer, in der Lebensmitte stellt sich das Problem aber mit besonderer Schärfe, wenn berufliche Etablierung, Kindererziehung oder Hausbau nicht mehr voneinander ablenken. In der Unzufriedenheit offenbart sich nicht das individuelle »Versagen« eines Paares, sondern die Widersprüchlichkeit, die in der Natur jeder Beziehung liegt. »Alle Lust will Ewigkeit«, bekennt Nietzsche, aber gerade die Dauer ist die Mörderin der Lust.

Wer es Jahre und Jahrzehnte miteinander ausgehalten hat, weiß, dass eine Beziehung kein Schlagertext ist. Die lang andauernde Beziehung ist eben auch die lang-weilige. Immer noch rühren uns Philemon und Baucis, miteinander alt geworden Hand in Hand vor ihrer Hütte – nur hatten beide nicht viele Möglichkeiten, ihr bescheidenes Idyll zu verlassen. Ihr Leben und ihre Zweisamkeit sind auf Verzicht gegründet. Mit dem Soziologenpaar Beck und Beck-Gernsheim[32] gesprochen tragen Mann und Frau heute dagegen die Last der Moderne, Individualisten in einer Welt voller

Wahlmöglichkeiten zu sein, die über das beschauliche Hüttenleben von Philemon und Baucis hinausgehen. Der Paarbeziehung werden dabei zwei sich widersprechende Bedürfnisse aufgebürdet: der Wunsch nach Sicherheit, Vertrautheit und zuverlässiger Nähe ebenso wie der nach Leidenschaft und Erotik.

Der Preis der Vertrautheit ist die Leidenschaft. »Es kommt nicht darauf an, dass sich zwei in die Augen sehen, sondern dass sie in die gleiche Richtung schauen«, charakterisiert der Volksmund die langjährige Beziehung zutreffend. Bis dann der Stachel der romantischen Rose zusticht. Der gelegentliche Gefühlsdrang in den Wechseljahren lässt dann nach Leidenschaft, Begeisterung und Abenteuer fragen. Der romantische Ausbruch rankt sich um die Frage: Wer bin ich eigentlich ohne den anderen, ohne diesen ständigen Spiegel? Schon das Spiegelbild oder doch eine andere? Eine Liebesbeziehung macht aus, dass beide als Individuen »wie sie sind« geliebt werden wollen. Damit dies auf Dauer so bleibt, wird in der Paarbeziehung aber gerade diese Individualität Kompromissen unterworfen und abgeschliffen:

»Die Verführung liegt im allzu partnerschaftlichen Umgang miteinander. Man verhält sich kooperativ, während man Liebe will. Man tauscht, wo man schenken und beschenkt werden will … Man verzichtet, wo man sein eigenes Ding machen möchte. Man nimmt Rücksicht, wo man egoistischer sein möchte … Mit der Beschneidung der Individualität entziehen die Partner ihrer Liebesbeziehung die Basis.«[33] Der Partner wird zur »schlechten Gewohnheit« und fühlt sich als unbeachtetes Möbelstück. »Die Ehe ist Gottes Mittel gegen Einsamkeit«, las ich einmal – das ist sie gerade nicht, wo alle Wünsche nach Kontakt, Intimität, Leidenschaft einem einzigen Menschen aufgebürdet werden. Gerade Frauen (und Männer), die sich in einer Beziehung einsam fühlen, sind noch unglücklicher als unfreiwillig allein Lebende. Im Märchen kommt dann ein goldenes Vögelchen und bietet seine Hilfe an. Im realen Leben kommen Krisen und diese müssen nicht unbedingt das Ende einer Beziehung signalisieren, sondern können zu deren Belebung beitragen.

So was von enttäuscht …

Wo in der Lebensmitte das eigene Leben der Revision unterzogen wird, betrifft dies auch die Paarbeziehung. Krisen entstehen, wo einer sich ändern will oder verändert hat. »Wer sich selbst treu bleiben will, muss manchmal untreu sein.« Die Frage, wer das »Selbst« eigentlich ist, dem man die Treue hält, plagt sowohl Singles (»Hätte ich doch heiraten und eine Familie gründen sollen?« »Habe ich mich zu sehr auf den Beruf konzentriert?«) als auch liierte Menschen. Allein Lebende müssen die Frage mit sich selbst aushandeln, die schlaflosen Stunden zwischen drei und vier Uhr legen sich dafür nahe. Liierte Frauen haben für so etwas einen Sparringpartner und müssen nicht nur auf sich selbst einhauen. Wenn die Kinder aus dem Haus sind, das Haus gebaut ist und fast abbezahlt, der Beruf und die häusliche Rollenverteilung zur Routine wurden, ist es Zeit für »Enttäuschungen«. »Enttäuschung« ist für mich ein kleines Juwel der deutschen Sprache. Es schiebt die »Schuld« am verblassenden Glanz nicht auf das Gegenüber, sondern weist auf das eigene, schön färbende Denken des oder der »Enttäuschten« zurück. Wir kennen das aus der Phase nach der ersten Verliebtheit: Der geniale, aber verkannte Künstler, mit dem wir Inspiration teilen und geistigen Austausch pflegen wollten, war weniger an diesem als an den warmen Mahlzeiten interessiert, die wir ihm bei unseren Treffen anboten. Und ganz so zu Unrecht verkannt ist er wohl doch nicht … Wir können gehen und anderswo nach Erfüllung suchen oder bleiben und unser Bedürfnis nach Kreativität und Inspiration aus eigener Kraft zu leben versuchen. Bleiben wir, stellt sich nach längerem Zusammenleben die Frage erneut. Die innere und äußere Veränderung in den Wechseljahren kann zur Quelle der Ent-Täuschung werden, die einer eingefahrenen Beziehung gut tut. Amelie aus der oben zitierten Novelle bekennt, sich über die Schnüffelei ihres Mannes gefreut zu haben: »Und ich dumme Gans hab mich vorhin beinah gefreut, als du so widerlich in meinen Briefen herumspioniert hast … Er ist also doch eifersüchtig, hab ich gemeint … ich habe dich so gehasst, du mein Liebstes, wie ich noch nie gehasst habe.«[34] Enttäuschung kann bedeuten, den so Vertrauten anders zu sehen und anders sein zu lassen, dem Partner oder der Partnerin wieder Freiraum und Geheimnis einzuräumen und romantische Ideale auf ihre Alltagstauglichkeit hin zu prüfen. Entfremdung und Krisen können so auch ungeahnte Chancen in sich bergen. Der Paartherapeut Michael Mary: »Bei der Bewältigung von Liebesproblemen geht es weniger darum, was die Partner tun, sondern vielmehr, wer sie in der Beziehung sind. Wenn die Liebe der Individuen eine grundlegende Forderung an den Partner stellt, dann lautet sie: ›Sei, wer du bist‹, und das bedeutet: ›Sei auch, wer du *unabhängig* von der Beziehung bist.‹«[35] Diese Formel ist so einfach wie richtig, klingt aber nach dem gut gemeinten Rat »Sei spontan«. Die geprobte Unabhängigkeit kann schmerzhaft und ungeschickt daher kommen: in der Form einer »Nebenbeziehung«, in Konzentration auf eine berufliche Neuorientierung, die die häusliche Routine empfindlich stört, in der Wiederentdeckung alter Freundschaften oder eines aufwändigen Hobbys. Oft wird als gefährliches

Krisensymptom angesehen, was doch Grundlage der Heilung sein könnte. Vor noch nicht allzu langer Zeit galt es als heimlich weiter getuscheltes Zeichen ehelicher Entfremdung, wenn die Partner plötzlich nicht mehr allnächtlich das gleiche Bett teilten oder getrennt in Urlaub fuhren – dabei ist es ein Versuch der Gesunderhaltung. Gegenseitige »Entfremdung« kann zur Trennung führen – oder zum einander Wiederfinden. Solche »Geschichten vom Fremdsein« erzählt beispielsweise Bertolt Brecht:

Herr Keuner befragte zwei Frauen über ihren Mann. Die eine gab folgende Auskunft: »Ich habe zwanzig Jahre mit ihm gelebt. Wir schliefen in einem Zimmer und auf einem Bett. Wir aßen die Mahlzeiten zusammen. Er erzählte mir alle seine Geschäfte. Ich lernte seine Eltern kennen und verkehrte mit allen seinen Freunden. Ich wusste alle seine Krankheiten, die er selber wusste, und einige mehr. Von allen, die ihn kennen, kenne ich ihn am besten.« »Kennst du ihn also?« fragte Herr Keuner. »Ich kenne ihn.« Herr Keuner fragte noch eine andere Frau nach ihrem Mann. Die gab folgende Auskunft: »Er kam oft längere Zeit nicht, und ich wusste nie, ob er wiederkommen würde. Seit einem Jahr ist er nicht mehr gekommen. Ich weiß nicht, ob er wiederkommen wird. Ich weiß nicht, ob er aus den guten Häusern kommt oder aus den Hafengassen. Es ist ein gutes Haus, in dem ich wohne. Ob er zu mir auch in ein schlechtes käme, wer weiß es? Er erzählt nichts, er spricht mit mir nur von meinen Angelegenheiten. Diese kennt er genau. Ich weiß, was er sagt, weiß ich es? Wenn er kommt, hat er manchmal Hunger, manchmal aber ist er satt. Aber er isst nicht immer, wenn er Hunger hat, und wenn er satt ist, lehnt er eine Mahlzeit nicht ab. Einmal kam er mit einer Wunde. Ich verband sie ihm. Einmal wurde er hereingetragen. Einmal jagte er alle Leute aus meinem Haus. Wenn ich ihn ›dunkler Herr‹ nenne, lacht er und sagt: Was weg ist, ist dunkel, was aber da ist, ist hell. Manchmal aber wird er finster über dieser Anrede. Ich weiß nicht, ob ich ihn liebe. Ich…« »Sprich nicht weiter«, sagte Herr Keuner hastig. »Ich sehe, du kennst ihn. Mehr kennt kein Mensch den andern als du ihn.«[36]

Mann und Frau im Essigkrug

Distanz und Nähe, Leidenschaft und Partnerschaft, Individualität und Intimität – ihr Verhältnis auszugleichen ist das Grundthema einer Beziehung von Anfang an. Die Herausforderung wird akut, wo einer oder eine sich ändern will, bleibt aber auch nach Bewältigung der Krise bestehen und macht auch die Beziehung im Alter zu einem Abenteuer. Neben der Langeweile ist die unrealistische Erwartung an den Partner und die Beziehung eine heftig sprudelnde Krisenquelle. Am besten weiß dies das Märchen. Ein von Ludwig Bechstein überliefertes trägt den bezeichnenden Titel *Mann und Frau im Essigkrug* und schildert die in die Jahre gekommene Ehe:

»Es waren einmal ein Mann und eine Frau, die haben lange lange miteinander in einem Essigkruge gewohnt. Am Ende sind sie's überdrüssig geworden, und der Mann hat zu der Frau gesagt: »Du bist schuld daran, dass wir in dem sauern Essigkrug leben müssen, wären wir nur nicht da!« Die Frau hat aber gesagt: »Nein, du bist schuld daran.« Und da haben sie angefangen, miteinander zu kippeln und zu zanken, und ist eins dem andern in dem Essigkrug nachgelaufen. Da ist gerade ein goldiges Vögelein an den Essigkrug gekommen, dies hat gesagt: »Was habt ihr denn nur so miteinander?« »Ei«, hat die Frau gesagt: »wir sind's Essigkrügel überdrüssig, und möchten auch einmal wohnen wie andere Leute, hernach wollen wir gern zufrieden sein.« Da hat sie das goldene Vögelein aus dem Essigkrug heraus gelassen, hat sie an ein neues Häuschen geführt, wo hinten ein zierliches Gärtchen gewesen ist, und hat zu ihnen gesagt: »Dies ist jetzt euer! Lebt jetzt einig und zufrieden untereinander, und wenn ihr mich braucht, so dürft ihr nur dreimal in die Hände klatschen und rufen:

›Goldvögelein im Sonnenstrahl! Goldvögelein im Demantsaal! Goldvögelein überall!‹ so bin ich da.«[37]

Goldvögelein überall – Krisen und Enttäuschungen können dahin führen, aus dem Essigkrug auszubrechen. Dazu bedarf es nicht allein eines Goldvögeleins, sondern auch eines demütigen Realismus. Im Märchen scheitern Mann und Frau an ihren sich ständig steigernden Wünschen – Gutsherren, Kaiser, Papst und schließlich Gott selbst zu werden – und finden sich im Essigkrug wieder. Obwohl bereits 1856 aufgezeichnet, zeigt das Märchen, was geschieht, wenn »Liebe« oder »Liebesbeziehungen« zur Ersatzreligion werden, eine Überhöhung, an der sie scheitern müssen. Der Theologe Fulbert Steffensky plädiert daher für die Transformation der Leidenschaft in eine Ekstase des Alltags: »Die Anfänge in der Lebensmitte sind realistischer. Man erwartet viel vom neuen Leben, aber nicht mehr alles. Man lernt den gelungenen Alltag schätzen, man schätzt nicht mehr nur die orgiastischen Stunden des Lebens. Es gibt ein Unglück, das durch zu große Erwartungen zustande kommt. In den Anfängen nach Niederlagen schätzt man die gelungene Halbheit des Lebens, man schätzt das halbe Glück und die halbe Erfüllung. Man weiß, dass ein halbes Glück ein großes Glück ist.«[38]

Wo dies nicht anerkannt wird, versauert das Leben zu zweit oder allein im Essigkrug.

Kurzes Lob der Treue

Zu wissen,
dass er am Morgen
die Lachsersatzscheiben in Öl
mehr als den Lachs liebt,
Kaffee in der blau gepunkteten Tasse
ohne Zucker und Milch.
Gleich wird er im Wochenkurier
die Computeranzeigen lesen,
mir unbesehen den Tiermarkt reichen,
das Mitleid mit dem dreibeinigen Kater
gering.
Abends schreibt er
oder schaut sich den Spätkrimi an.
Die Sterne hängen sehr fest am Himmel.
Jemand ist da,
jemand atmet nachts neben mir.

Romantische Paare wie Romeo und Julia oder Tristan und Isolde gehen jung, aber gemeinsam zugrunde. Dieses Zusammenstehen auf Gedeih und Verderb macht sie so anziehend. Auch Rabenkrähen sollen, laut Vogelführer, nicht nur monogam sein, sondern einander auch unter Einsatz des eigenen Lebens verteidigen. Das sieht man den beiden gar nicht an, die zerrupft und schon etwas angegraut einträchtig im kalten Wind auf der Tanne vor meinem Bürofenster sitzen. Die Raben eint ihr Instinkt, Romeo und Julia, Tristan und Isolde die Grenzübertretung. Grenzüberschreitung ist ein gutes Klebemittel. Es halte die Leidenschaft frisch, wenn ein Paar eine »Perversität« teile, wissen Sexratgeber. Liebe Zeit, was denn noch! Dauer, älter und alt werden, sterblich sein und die eigene Sterblichkeit im anderen erkennen sind doch Grenzüberschreitung genug! Für Theodor W. Adorno ist – anders als in allbekannten 68er-Sprüchen – die Treue subversiv und verstörend:

»Nur der liebt, wer Kraft hat, an der Liebe festzuhalten. … Es ist die Probe aufs Gefühl, ob es übers Gefühl hinausgeht durch Dauer, wäre es auch selbst Obsession. Jene aber, die unterm Schein der unreflektierten Spontaneität und stolz auf die vorgebliche Aufrichtigkeit, sich ganz und gar dem überlässt, was sie für die Stimme des Herzens hält und wegläuft, sobald sie jene Stimme nicht mehr zu vernehmen meint, ist in ihrer souveränen Unabhängigkeit gerade das Werkzeug der Gesellschaft.«[39] Adorno hat diese Gedanken 1951 in den »Minima Moralia« notiert. Manches darin klingt antiquiert, das »Werkzeug der Gesellschaft« zum Beispiel. Bedenken wir aber, dass manche Trennung – nicht alle! – eben auch der marktwirtschaftlichen Ideologie der Austauschbarkeit gehorcht und gerade Frauen, die gegen eine Jüngere ausgetauscht werden, erfahren dies sehr schmerzlich. Wer aus »Enttäuschung« eine Beziehung verlässt, ohne die eigenen Erwartungen zu hinterfragen, kann bald wieder einer neuen Täuschung aufsitzen. Gerade Männer, vielleicht sagt man es ihnen aber nur nach, haben es nach einer Trennung eilig, ihr altes Leben hinter sich zu lassen: 10, 20, 30 Jahre waren dann ein »Irrtum« oder »eigentlich nichts«. Gemeinsame Erinnerungen können aber ein großer Schatz sein, ein Mittel, das mehr zusammenbindet als eine neue Leidenschaft. Beim Stammgriechen sah ich ein altes Ehepaar, das inmitten jüngerer Menschen nur Augen für einander hatte. Die Frau muss einmal sehr schön gewesen sein bzw. war noch schön. Beim Hinausgehen half der Mann ihr in den Mantel, öffnete die Tür und stützte sie, denn sie war offensichtlich gehbehindert. Beide wirkten so, als ob sie ein Geheimnis teilten: das ihrer vergangenen Jugend, vergangener Liebesnächte, geteilten Lebens eben, ein Pirat und eine Piratin, die auch nach Untergang ihres Schiffes, an die Trümmer geklammert, einander nicht auf die Hand schlagen würden.

Abschied und Willkommen

Zuerst fiel der Kirschbaum,
ein Jahr,
nachdem du gingst,
habe ich einem anderen die Ehe versprochen.
Ich schaute ihm nicht ins Gesicht,
sondern zum fruchtschweren Baum,
müde vor Staub und übergewichtigen Tauben.
Wir beide meinten's nicht ernst.
Jetzt ist der Kirschbaum gefällt.
Danach verlor ich mein Kommunionskreuz,
ein Teller zerbrach,
eines Nachts
fiel das Arzneischränkchen und
zerbrach die Fliesen,
die Schilfrohrmatte auf der Terrasse
haben geduldig Wespen zernagt.

Manchmal finde ich unter den Putzlappen
noch alte Hemden,
die wären dir jetzt wohl
zwei Nummern zu klein.

Manchmal kann nur eine Trennung die Würde einer vergangenen Beziehung retten. Oft jedoch geschieht die Trennung aggressiv und Kränkungen werden in Rosenkriegen über das Thema »Geld« ausgetragen. »Wann bin ich ihn endlich los?« fragt manche Frau und »Warum dauert dieses Scheidungsverfahren so lang?« Auch wenn es ein Blitzverfahren gäbe: Scheiden tut weh, weiß das Kinderlied, und Trauer braucht ihre Zeit. Dies gilt für Ehescheidungen ebenso wie für Trennungen von freien Beziehungen. Wer einen lieben Menschen durch den Tod verliert, bekommt eine Trauerzeit zugestanden und gesteht sie sich selbst zu. Bei der Scheidung oder Trennung dominieren zunächst andere Gefühle: Wut, die zum Aufbruch treibt, Lust auf Neues, Rachegedanken oder Depression. Dies sind Gefühle, die ebenso in der »ganz normalen« Trauer vorkommen. Als ich jünger war, kam es gut an, auch als Frau »cool« und souverän zu bleiben und »nur nicht aus Liebe zu weinen«. Dies ist aber keineswegs ein Ausdruck mentaler Stärke; wer wirklich stark ist, lässt Trauer zu. In der Trauerbegleitung geht es darum, Menschen nicht vorschnell zu trösten, sondern ihnen das Weinen zu ermöglichen. Menschen trauen sich gerade noch, in einer Kirche, auf dem Friedhof, in einer Therapiesitzung oder im stillen Kämmerlein zu weinen. Verena Kast[40] rät, das Scheitern einer Beziehung genauso zu betrauern wie einen Todesfall. Trennung ist ein kleiner Tod und in jedem Abschied stehen andere vergangene Abschiede wieder auf. Wir mögen dann plötzlich »grundlos« weinen. Manche Frauen suchen sich auch ein »Übergangsobjekt« oder lassen sich von einem finden, um dann festzustellen, dass beim nächsten Mann gar nichts anders wird. Sinn der Trauer um einen Toten ist, die Beziehung zu ihm oder zu ihr auf andere Weise fortzusetzen und aus dem Vergangenen nicht nur Schmerz zu ziehen, sondern Kraft zum Leben zu gewinnen. Für eine Trennung empfiehlt Kast, ebenfalls nicht bei Zorn oder Klage über das »Scheitern« stehen zu bleiben. Das, was der andere an uns »herausgeliebt« habe, bleibe uns erhalten, wenn wir es nicht im Zorn über »vertane Jahre« ertränken.

Ein Abschied ist kein Scheitern, sondern ein Fortschreiten; gescheitert ist nicht die Liebe, sondern eine Idealvorstellung von ihr. Dies kann eine Chance zu neuen und alternativen Formen von Beziehungen oder »Liebe« sein. Wo weder Kinder noch Gewohnheit aneinander binden, müssen mit einem neuen Partner neue »Kinder«, das heißt geteilte Leidenschaften gefunden werden: sei es sexuelle Experimentierfreude, Liebe auf Distanz, Begeisterung für die Berge oder seltene Kakteen, Literatur oder einfach Seeleneinklang. Mit 40 oder 60 Jahren Lebenserfahrung ist uns klar, dass ein einzelner Mensch nicht alle unsere Bedürfnisse nach Angenommensein, Sexualität, Partnerschaft und Leidenschaften erfüllen kann, eine Beziehung auch nicht. Das macht toleranter der »Liebe« gegenüber. Die Journalistin Julia Karnick schreibt: »Die Liebe sieht für jeden anders aus, und wenn jemand schon sehr lange liebt, dann weiß man, dass sich die Liebe im Laufe der Jahre verändert, und immer, wenn man entdeckt, dass die Liebe wieder einmal ein bisschen anders aussieht, denkt man: Aha, das hier, das ist jetzt aber wirklich Liebe! Ich versuche, diesen Gedanken klein zu halten, weil ich nicht möchte, dass alles, was ich bisher für andere Menschen gefühlt habe, von einer solchen Betrachtungsweise relativiert wird. Es gibt kleine und große, kurze und lange, glückliche und enttäuschte, sorglose und beschwerte Lieben. Jede dieser Lieben hat ihr eigenes Recht und ihren ganz eigenen, unverwechselbaren Reiz.«[41] Es ist, was es ist, auch wenn es nicht die »große«, »ewige« Liebe mit dem ominösen »Richtigen« ist. Es kommt nicht darauf an, einen Traum zu verwirklichen, sondern darauf, was man einander schenkt. Ja, aber … jeden Morgen sehe ich auf dem Weg zur Arbeit ein inzwischen vom Regen gebleichtes Plakat, auf dem eine Art Latin Lover der Betrachterin einen Strauß roter Rosen entgegenstreckt. »Einmal ja, immer ja« heißt sein Konzertprogramm und das ist es doch, was wir uns alle ersehnen wider alle Vernunft: das Angenommensein bis ans Lebensende. Nur kann ein einzelner sterblicher Mensch dies nicht leisten, zumindest nicht immer und ewig. Es muss ein drittes Tragendes geben, »höher als alle Vernunft«, ob wir es Gott oder »das Leben« nennen. Alle Liebeswünsche, zuletzt der, den selbst verlassene Menschen in Pflegeheimen noch spüren, wenn sie ein Stofftier an sich drücken, speisen sich aus dieser Kraft, die uns gelassen hat und in die wir zurückkehren. Wir sind schon angenommen, einfach, weil wir da sind und unsere Lieben sind Schaumkronen auf diesem Meer. Nicht mehr, aber gewiss nicht weniger.

Frauen allein

Eine Bloody Mary, bitte: Freibeuterinnen in voller Fahrt

Frauen an Nebentischen
sind meistens zu zweit,
lachend mit ihrem Geliebten,
nicht mehr Geliebten,
der Freundin, der besten.
Uns Einsame treibt der Hunger nach Fleisch,
menschlichen Worten
und Blicken,
die treffen uns abschätzig
frauenaugs, männeraugs,
aber wir Schönen verbergen uns
schüchtern unter dem Haar,
starren selbst während des Essens ins Buch,
ganz allein mit den Rosen …
Die stolzeste Frau, die ich sah,
war eine rotverweinte, sehr alte Witwe,
die dem Kellner befahl:
Hirschbraten, Klöße und Rotwein –
trotz alledem.

Es gibt nur eine schlechte Ratgeberin in Sachen Liebe: die Angst vor dem Alleinsein.

Ein lauer Abend am Bodensee. Ich tranchiere gerade ein Felchen. Wo sind eigentlich all die anderen – die allein lebenden Frauen meines Alters oder darunter, darüber? Haben sie keinen Hunger? Manchmal begegne ich einigen tagsüber am Seeufer oder in den Apfelplantagen. Sie sind meist etwas älter, tragen zweckmäßige beige oder olive Kleidung und plagen sich mit Nordic Walking-Stöcken ab. Aber beim Essen? Selbst in der Stadt scheint es allein ausgehende Frauen nach Einbruch der Dunkelheit kaum zu geben. Die wenigen, die ich ab und zu treffe, lesen dann oder tun so, als ob sie etwas schreiben. Tue ich ja auch, vielmehr, ich schreibe ja wirklich, an diesem Buch nämlich. Selbst der smarte Vorzeige-Single Ulf Poschardt bezeichnet Mit-Singles, besonders weibliche, die abends allein essen gehen, als »Freaks«. Ein »Freak« ist laut Duden jemand, »der sich nicht in das bürgerliche Leben einfügt«, »jemand, der sich für etwas sehr begeistert«, ein schöneres Kompliment könnte Herr Poschardt den einsamen Flaneurinnen gar nicht machen.

Ich gehe gerne allein aus. Ich werde auch nie an den Katzentisch verwiesen oder als letzte bedient – eher im Gegenteil. Längst verschanze ich mich nicht mehr hinter einem Buch oder einer Zeitung, ich beobachte, was um mich herum geschieht. Die johlende Damenrunde am Nebentisch, die nicht zu überhören ist, zum Beispiel, und sich über die Unarten ihrer Männer austauscht. Oder das jüngere Paar, wo sie angestrengt SMS in ihr Handy tippt. Wollte ich da tauschen? Eher nicht. »Das würde ich mich nie trauen«, sagt mir eine sonst recht selbstbewusste Kollegin. »Da sieht doch jeder, dass du allein bist.« Ja, das bin ich wohl – aber mich deshalb in Einzelhaft daheim verkriechen oder wie ein Hund darauf zu warten, das jemand mich »ausführt«? Während allein lebende Männer sich, dies beschreibt Poschardt sehr eindrücklich, als einsame Wölfe oder Brüder von John Wayne stilisieren können[42], haben Frauen solche Vorbilder noch nicht kultiviert, klebt das (im Grunde neidische?) Etikett der »alten Jungfer« an ihnen. Der einsame Mann strahlt Virilität aus, während Frauen allein (noch) nicht als Freifrauen und Wölfinnen der Inbegriff von Weiblichkeit sind. Es fehlen die Metaphern, die dann Realität werden könnten.

Dabei ist das möglich, wie es Luise Kaschnitz in einer ihrer Erzählungen formuliert: »Wir sind Freibeuterinnen«.[43] Mutige Piratinnen und Pionierinnen sind wir wirklich. Allerdings weiß ich nicht, wie weit mein Mut reicht. Denn »noch« wirke ich vielleicht geheimnisvoll allein, besonders, wenn ich beim Wein auch noch schreibe. Ja, angebliche »Frauenkenner« in meiner Bekanntschaft mutmaßen sogar, ich lebte allein, um nicht gebunden und offen für möglichst viele Bekanntschaften zu sein. So lässt es sich leben, noch kann man und frau mich nicht ins »Alte Jungfern«- oder »Frau verzweifelt auf der Suche«-Fach schieben.

Was sind das für Frauen über 40 und lange allein? Ich lernte einige von ihnen kennen. Vor Jahren wollte ich Weihnachten nicht allein und depressiv mit Blick auf den Hinterhof verbringen, sondern stilvoll mit Blick auf Kap Arkona. Deshalb buchte ich erstmals eine Gruppenreise. Bei der Fahrt im strömenden Regen über den kleinen Damm nach Rügen kamen mir ernste Bedenken: Was würden das für Leute sein, die es nötig hatten, über Weihnachten eine Gruppenreise zu buchen? Sicher nur beziehungsgestörte Sonderlinge – außer mir! Ein Ehepaar stritt in der Bahn im besten Schwäbisch über die genaue Platzierung seines Koffers. Bestimmt hatten sie dasselbe Ziel wie ich und ich würde zwei ganze Wochen mit ihnen verbringen! Es erwarteten mich aber keine Paare, sondern acht Frauen zwischen 45 und 62 – alle jünger aussehend und attraktiv, gebildet und freundlich. Alle hatten gut dotierte, meist soziale Berufe, künstlerische oder sportliche Interessen und lebten nach ihrer Scheidung oder ganz und gar freiwillig allein. »Warum haben solche tollen Frauen keine Kinder?« fragte Irene aus Hamburg am letzten Tag in die Runde. »Du bist gut. Erstmal einen Mann haben.« Gerade dieses Segment von Frauen – über 40, in einem guten Beruf oder Ehrenamt engagiert – gilt als besonders schwer »vermittelbar«. Nicht aufgrund des Alters, wie uns manche Füchse, denen die Trauben zu hoch hängen, weismachen möchten, sondern aufgrund der »Ansprüche«. Das heißt nicht, dass ausschließlich Topmanager oder BMW-Fahrer als mögliche Partner gewünscht werden; statt Studienrat oder Vorstandsvorsitzendem kann es genauso ein intelligenter Busfahrer oder kreativ denkender Altenpfleger sein – aber diese Frauen möchten keinen »Mann um jeden Preis«, nur um »auch jemanden zu haben.« Trotz aller Sehnsüchte meistern sie ihr Leben allein und können auch ihre freie Zeit ausgefüllt mit sich, Freundinnen und Freunden verbringen. Gesprächsthemen auf unseren Strandwanderungen auf Rügen »von Frau zu Frau« waren daher eher, ob man ab 50 noch einmal einen beruflichen Wechsel wagen könne oder ob das Meer oder der Schwarzwald mehr Inspirationen für eigene Aquarelle böte, nicht Männer. Diese Begegnungen waren für mich erfrischend und das Immunsystem stärkend wie die kräftig blasende Seeluft.

Alleinsein – Schule der Frauen

Einsamkeit,
das Hungertier,
zernagt meine Träume.
Ich füttere es mit Gedichten.
Es gewöhnt sich an mich.

Dennoch gibt es immer wieder Phasen, in denen das Alleinsein krank zu machen droht, in denen es kalt den Rücken hochstreicht. Einsamkeit ist das Damoklesschwert, das über dem Älterwerden schwebt. Dabei sind Einsamkeit und Alleinsein lebenslange Themen. Gerade Jugendliche haben darunter zu leiden. Das Sich-von-der-Familie-Loslösen in der Pubertät, das Eigene-Wege-Finden machen tief einsam. Ähnlich gewichtig taucht das Thema in der Lebensmitte auf. Ehepaare werden älter, die Kinder verlassen das Haus, Beziehungen zerbrechen, weil einer der Partner noch einmal »ein neues Leben kosten« will. Menschen sterben. Die Entscheidung, was im Leben wichtig ist, was versäumt wurde und was noch verwirklicht werden soll, setzt Einsamkeit voraus. Vielleicht wird in den jüngeren Erwachsenenjahren die Einsamkeit nur überblendet; Beruf, Familie, Verpflichtungen decken sie zu. In mittleren Jahren wird die Deckung brüchig. Viele meiner von mir heftigst beneideten Freundinnen werden geschieden – besonders schmerzlich, wenn eine jüngere Frau der (vorgebliche) Grund ist. Andere freuen sich über die neue Freiheit, weil sie gerade in der Ehe die Einsamkeit am schärfsten empfanden. Manche sind bereits verwitwet oder machen sich Gedanken, wie es einmal sein wird, allein. Wiederum andere sind seit Jahren Singles, aber ein »Swinging Single« oder »Sex and the City«-Feeling will sich nicht mehr so recht einstellen. Die Hoffnung »Da kommt noch was« wird immer fadenscheiniger. Dazu kommt der Schmerz, keinen Menschen gefunden zu haben, der zu einem passt. Weisheiten wie »Auf jeden Topf passt ein Deckel« oder Erzählungen von der Lieblingstante, die mit 80 im Pflegeheim die Liebe ihres Lebens kennen lernte, helfen da wenig weiter. Wann wird aus dem flotten Single eine »allein stehende«, geschlechtsneutrale Person?

Machen wir uns eines klar: »Allein stehend« heißt lediglich, auf einen einzigen »festen« Partner oder Partnerin verzichten zu müssen. »Allein stehende«, das sind:

- *Frauen, die allein und ohne nennenswerte Kontakte leben;*
- *Frauen mit großem Freundeskreis;*
- *Frauen, die ohne Partner mit ihren Kindern leben;*
- *Frauen, die mit ihrer alten Mutter (seltener ihrem Vater) zusammenleben;*
- *Frauen, die Freundschaft zu ihrem Exmann pflegen;*
- *Frauen, die freundschaftliche Kontakte zu Verstorbenen halten, sei es durch Friedhofsbesuche, Erinnerungen oder kleine Rituale;*
- *Frauen, die Kontakt zu ihren Geschwistern halten;*
- *Frauen, die einen guten Draht zu Nichte oder Neffe haben;*
- *Frauen, die sich um ihr Patenkind kümmern, sei es aus der Verwandtschaft, dem Freundeskreis oder einem Hilfsprojekt;*
- *Frauen, die in einer Ordensgemeinschaft oder Schwesterschaft leben;*
- *Frauen, die mit anderen ein Wohnprojekt planen;*
- *Frauen, die in einer lockeren oder festeren Partnerschaft bei getrennten Wohnungen leben;*
- *Frauen, die die Geliebte eines verheirateten Mannes sind;*
- *Frauen, die einen oder mehrere Liebhaber haben;*
- *Frauen, die eine Heimat im Verein, der Kirchengemeinde, einer Tanzgruppe gefunden haben;*

- *Frauen, die über Briefe oder Internet einen philosophischen oder erotischen Austausch mit Männern pflegen;*
- *Frauen die mit einem Haustier leben;*
- *Einsiedlerinnen und »alte Elefantinnen«, die den Kontakt mit der Natur, dem Kosmos genießen.*

Dennoch gelten diese bunten Lebensformen als eintönig gegenüber einer Partnerschaft, auch wenn diese aus schweigend verbrachten Fernsehabenden besteht. Wir haben – zumindest unbewusst – oft noch das Bild von Platons Kugelmenschen im *Symposion* im Kopf: Die ersten Menschen waren kugelförmig, mit je zwei Gesichtern und vier Armen und Beinen. Weil sie zu selbstbewusst waren, wurden sie von den Göttern kurzerhand durchgeschnitten und geteilt. Seitdem laufen halbe Menschen durch die Welt und suchen ihre »bessere« Hälfte. Allerdings war Platons Mythos kein Plädoyer für die Ehe: es gibt neben Mann-Frau-Kugeln auch Mann-Mann- und Frau-Frau-Gebilde, die ebenso heftig ihr Gegenüber suchen. Erst zu zweit, heißt es, sei man »rund«. In Trauergruppen für Witwen höre ich immer wieder, dass sie im früheren Freundeskreis »allein« nicht mehr eingeladen werden. Ich selbst habe ein Hoffest miterlebt, bei dem keine der anwesenden Frauen ein Wort an mich richtete und alle sich an ihre Männer klammerten – obwohl ich als wesentlich Ältere für eine 30jährige nun wirklich keine Konkurrenz bin. »Wir sind Freibeuterinnen«, habe ich Marie Luise Kaschnitz bereits zitiert. Sie fährt fort: »Wir nehmen euch anderen den Mann weg.« Dies ist wohl weniger eine Selbstaussage von Singles, sondern die Angst der Liierten. Was tun: Bettdecke über den Kopf ziehen, Kontaktanzeige aufgeben, einen Volkshochschulkurs belegen? Mir hat ein einziger Satz, den mir eine Seelsorgerin mitgab, sehr geholfen: »Die Leute wollen nicht Sie und ihren Freund, die Leute wollen Sie.«

Lehrt die kleinen Mädchen das Alleinsein hieß ein Titel der 70er Jahre. Es ging dabei vor allem um deren mögliche Zukunft als »grüne Witwen«. Das Alleinsein lernen ist für Mädchen wie Jungen gleich wichtig, manchmal muss die Lektion in der Lebensmitte schmerzlich nachgeholt werden.

So schön es ist, jemanden zu finden, der oder die einem »seelenverwandt« scheint und versteht, kommt es doch eher drauf an, entweder selbstbewusst fragmentarisch oder in sich selbst rund zu sein. »All-ein« heißt mit sich selbst eins, selbstgenügsam zu sein und nicht andere zum Ertragen der eigenen Person zu (ge)brauchen. Wenn wir in der Lebensmitte bisher in uns unterdrückte oder vernachlässigte Persönlichkeitsaspekte entdecken und zu leben versuchen, sind wir auf dem Weg des »All-ein-seins«. Wer allein ist, muss nicht zwangsläufig einsam sein, wer in

Partnerschaft lebt, ist nicht vor Einsamkeit gefeit. Mancher Topf findet keinen Deckel, weil das in ihm schmorende Gericht keinen solchen verträgt, um zum vollen Geschmack zu gelangen: Schreiben, Malerei, Kreativität und ein starker sozialer Einsatz setzen zumindest Phasen der Einsamkeit und Unabhängigkeit voraus. Wer sich nicht nur auf einen Partner konzentriert, hat sogar manchmal mehr Chancen, Einsamkeit und Langeweile zu entgehen: Freundschaften können intensiver gepflegt, neue Wohnformen in Gemeinschaft geplant werden, Leidenschaften kann nachgegeben, Augen und Ohren können offen gehalten werden. Mit sich »allein« sein können kann idealerweise eben auch bedeuten, von sich selbst und der eigenen Befindlichkeit absehen zu können und Menschen, Tieren und Pflanzen mit offenen Augen und Herzen zu begegnen. Wie alle Momente der Erfüllung und des Glücks sind Augenblicke des friedvollen Alleinseins vergänglich. Wichtig ist, sich nicht aus Resignation oder Angst vor Verletzungen dem Leben zu verschließen. Sich dem Leben öffnen, setzt bewusste Trauer voraus: über das Scheitern einer Beziehung, den Tod eines Menschen, über »verpasste« Lebenschancen, sich nicht verwirklichende Träume. Daraus kann die Erkenntnis wachsen: »Alleinleben« ist eine Lebensform, die immer wieder im Lebenslauf praktiziert wird (in der Berufsausbildung, nach Scheidung, nach Verwitwung oder freiwillig), sie ist »normal« und kein Mangelzustand. Eine Hilfe kann es ein, statt darüber zu grübeln, was einem fehlt, sich darüber klar zu werden, was man selbst besitzt und zu schenken hat, sich des eigenen Reichtums, nicht des Mangels bewusst zu werden. Rose Ausländer, die jüdische Dichterin, die im Alter ihr Bett im Pflegeheim nicht verlassen konnte und weiter Gedichte schrieb, ist hier eine zuverlässige Zeugin des Dialogs:[44]

Endlos
der Dialog

Du und die Blume
Du und der Stern
Du und dein Mitmensch

Ununterbrochene
Zweisprache
Funke an Funke

Der König in dir
Der Bettler in dir

Deine Verzweiflung
Deine Hoffnung

Endloser Dialog
Mit dem Leben.

Fragen an allein Lebende

50 Jahre Einsamkeit? Zeichnen Sie eine Biographielinie von der Geburt an bis zum jetzigen Tag und tragen Sie Phasen ein, in denen Sie allein gelebt oder sich einsam gefühlt haben. Sie können diesen Abschnitten Farben geben. Wie fühlte sich das Alleinsein an? Wann fühlten Sie sich einsam – als Kind, als Jugendliche in der Klasse, in einer Partnerschaft oder allein?

Sie sind eine Insel. Zeichnen Sie die Insel Ihrer jetzigen Lebenswelt und geben Sie Stränden und Orten Namen, z. B. der Bucht der Zuneigung, dem verwunschenen Wald oder der Wüste der Langeweile. Vergessen Sie auch den umgebenden Archipel nicht. Wo halten Sie sich am liebsten auf? Gibt es noch zu erforschende »weiße Flecke«? Wenn ein Matrose auf dieser Insel landen wollte, an welcher Bucht könnte er am besten vor Anker gehen?

Gab es lustvolle Phasen des Alleinseins, z. B. an einem Morgen am Strand, einer Almwanderung? Spüren Sie diesen Momenten in der Phantasie nach – was haben Sie damals gesehen, gefühlt, gerochen, gespürt? Können Sie dieses Wohlgefühl im Alltag wieder beleben?

Legen Sie eine Liste von körperlichen Genüssen an, die man allein erleben kann (Kaffeeduft riechen; ein Bad nehmen; Katzen streicheln) und gönnen Sie sich mindestens dreimal wöchentlich einen Genuss aus dieser Liste.

Mal ehrlich: Möchten Sie mit sich selbst verheiratet sein? Mit jemandem, der beim Essen liest, nie Blumen mitbringt, jeden Abend durchs Programm zappt. Behandeln Sie sich nicht schlechter als es der ungehobeltste Ehemann tun würde. Nachlässigkeit ist nicht lässig, sondern Unhöflichkeit gegenüber sich selbst.

Angst vor dem Alter? Es gibt noch andere Lebensmöglichkeiten als traute Zweisamkeit oder hilflose Vereinsamung in der Einzimmerwohnung! Erkundigen Sie sich nach betreutem Wohnen, Mehrgenerationenhäusern, gemeinsamen Wohnprojekten in Ihrer Stadt. Es gibt mehr Wohnexperimente als man denkt.

Kapitel 5
Liebe am Nachmittag: Sexualität, Erotik, Hingabe

Zwischen Tür und Angel

»Nichts macht schneller alt als der immer vorschwebende Gedanke, dass man älter wird. Ich verspüre dieses recht an mir; es gehört mit zum Giftsaugen.« (Georg Christoph Lichtenberg)

»Dann behalten Sie doch Ihren blöden Hammer!« schreit der Mann seinen verblüfften Nachbarn an. Er wollte sich das Werkzeug ausleihen und hat sich endlos vorgestellt, mit welchen Begründungen dies sein Nachbar verweigern würde. Die Geschichte aus Paul Watzlawiks *Anleitung zum Unglücklichsein* ist weithin bekannt.[45] Wie »Anleitungen zum Unglücklichsein« lesen sich auch viele Wechseljahrsbücher. Auf mögliche Krankheiten, die Angst vor Abhängigkeit im hohen Alter gehe ich hier nicht ein, sondern hake meine eigene Angstliste ab: die Angst, einmal »unsichtbar« und, ebenso schlimm, »unberührbar« zu werden.

Es gibt Prüfungen, die man nicht unbedingt bestehen muss. Denn manche Prüfungsordnung kennt keine Gnade: »Wer vor der Wahrheit davonläuft, ist durchgefallen«, nennt Petra Gerster in der *Reifeprüfung*[46] die Prüfungsbedingungen. Wahrheit – ein großes Wort. Welche ist wohl gemeint? Als Experte wird der 80jährige »Walter«, Besitzer einer biographischen »Perlenschnur von Liebesabenteuern« zitiert, der uns seine Sicht der Wirklichkeit ins Gesicht klatscht: Keine dieser Perlen war über vierzig Jahre alt, da hätte er auch mit über 60 nicht zugegriffen. Armer Walter! Aber die Botschaft ist klar: Angeblich erhält jede Frau ab dem 50. (eigentlich: 40!) Geburtstag eine »erotische Tarnkappe« übergestülpt. *Das unsichtbare Geschlecht*[47] heißt ein frühes Buch über die Wechseljahre. Unsichtbar werden, sagen wir es ruhig: nicht mehr begehrt werden, nicht mehr berührt werden, einsam sein – dies steht auf meiner Angstliste ganz oben. Packen wir es an!

Lassen wir einmal Experten wie den oben erwähnten Walter beiseite und wenden wir uns echten Frauenhelden zu. Bert Brechts Liebesgedichte mochte ich als junge Frau nicht, sie waren so grob, so roh. Ja, wenn das mit der Liebe so steht zwischen den Geschlechtern … Inzwischen weiß ich, dass es noch viel schlimmer stehen kann und fange an, Brechts Gedichte zu schätzen. Besonders die *Entdeckung an einer jungen Frau.* Was entdeckt der Dichter? Eine graue Strähne in ihrem Haar (die Frau wird also so ganz jung nicht mehr sein). Seine Reaktion unterscheidet sich wohltuend von denen der Walters:

Ist's nur noch eine Nacht, will ich noch bleiben
Doch nütze deine Zeit; das ist das Schlimme
Dass du so zwischen Tür und Angel stehst.

Und lass uns die Gespräche rascher treiben
Denn wir vergaßen ganz, dass du vergehst.
Und es verschlug Begierde mir die Stimme.[48]

Ein echter Frauenversteher, der Brecht, auch wenn er die Kleinigkeit übersieht, dass auch Männer vergehen. »Zwischen Tür und Angel« – so komme ich mir vor. Es ist so widersinnig: endlich, nach unendlicher Zeit seinen Körper akzeptieren können, keine Angst vor ungewollter Schwangerschaft mehr, endlich zu wissen, was man will, keinen »Ernährer« brauchen, sondern wirklich absichtslos lieben können – eigentlich gibt es gar keine bessere Zeit für die zweckfreie, verschwenderische Liebe. Und da wird mir der Weg ins asexuelle Nichts angedroht? Zum Glück scheren sich viele Frauen nicht darum.

Andere schon, zum Beispiel jene Wissenschaftler und ihre Adepten, die jedes, aber auch jedes menschliche Verhalten auf genetische Ausstattung und die angebliche Rollenverteilung des Urmenschen zurückführen wollen. Er jagt, sie hält die Höhle sauber – früher war alles besser. Man könnte diese Nichtigkeiten vergessen, wenn nicht in regelmäßigen Abständen Bücher wie »Warum Frauen ständig einkaufen und Männer die Tüten hinterhertragen« auf den Markt geworfen würden. Und die nehmen sich natürlich auch der Wechseljahre an. Weil unsere Urvorfahren auf Vermehrung angewiesen waren, sucht auch das heutige Männchen nur fruchtbare Weibchen. (Dass Illustrierte, die diesen Unsinn kolportieren, zwei Seiten weiter über die Zeugungsunlust des deutschen Mannes klagen, steht auf einem anderen Blatt.) Jedenfalls sei ab 50 dann Schluss mit lustig für uns Frauen. Abgesehen davon, dass nicht alle Männer an Nachwuchs interessiert sind, werden nach dieser Theorie Tausende von Jahren an Kulturentwicklung, die eben doch eine Spur hinterlassen haben, übergangen. Menschliche Sexualität und Erotik sind ein Kulturprodukt und der wildeste »Basic Instinct« ist ein hoch artifizielles Phantasieprodukt, das dem Hirn als größter erogener Zone entspringt. So weit, so einleuchtend.

Warum kursieren – ich kenne sie ja leider auch – dann aber so viele abfällige Bemerkungen und Scherze über ältere Frauen? Was ruft so heftiges Spucken und Beißen aus Männer- (und Frauen-)mund hervor? Vielleicht: Neid und Angst.

Frauen ohne Regel: Hexen, Schlampen und Medusen

»Was hast Du im Körbchen?«
fletscht gierig der Wolf.
Das Mädchen erbebt,
doch er hat's nur auf Wein und Kuchen abgeseh'n.
»Den nächsten mit Streuseln!«
heult er der Fliehenden hinterher.
»Ich hab dich gewarnt!«
knurrt die Großmama.

Wie in vielen idyllischen Weilern, die noch echtes Volkstum pflegen, war es in dem Dorf, in dem ich während meines Studiums wohnte, Brauch, am Ende der »Kerwe« (Kirchweihfest) eine »Kerweschlumpel« zu verbrennen. Dazu heulten die »Kerweschlackel« entsetzlich und wuschen ihre nunmehr leeren Geldbörsen. Die Schlumpel war als alte Frau gekleidet. Aber: die »Schlumpel« ist ja die »Schlampe«, und weil die Schlackel mit ihr ihr Geld durchgebracht haben, muss sie wohl auch eine junge oder zumindest sexuell attraktive Frau sein. Ihre Verbrennung am Ende des Festes ist dann die symbolische Abrechnung mit »Ausschweifung« und ungeordneter, schlampiger Sexualität. Vollstreckt wird sie an der alten Frau, der Hexe. Diese Doppelgestalt der Frau begegnet uns in Märchen und Mythen. Die gefürchtete Medusa, deren Anblick zu Stein erstarren lässt, wird in der Kunst abwechselnd schrumpelig, hässlich oder sehr schön dargestellt. Allen Darstellungen ist das wirre Haar, Sinnbild ungeordneter Sexualität, gemeinsam. Die russische Hexe Baba Jaga ist alt, hat aber ein Pendant in der jungen und schönen, doch ebenso grausamen Waldfrau. Wie in der jungen Schönen die alte Frau, so steckt in der alten die jugendliche Begierde.

Die Baba Jaga ist die »wilde Frau«, die autonom im Wald, dem Symbol unheimlicher Weiblichkeit, lebt und niemandem mehr zu gefallen braucht. Sie ist eine »alte Schachtel«, wobei die »Schachtel« laut Grimms Wörterbuch die »liederliche Weibsperson« bezeichnet, »Schachtel« also analog zu der Stammtischversion »Dose« zu verstehen ist. In der Jägersprache ist die »Schachtel« die alte Hirschkuh, also das freie, unerlegte Tier. Die Verachtung der älteren Frau gilt ihrer Sexualität, die eben mit dem Ende der fruchtbaren Jahre keineswegs erlischt, sondern jetzt undisziplinierbar geworden ist.

So viel Freiheit darf nicht sein, deshalb werden junge Frauen als »Schlampen«, ältere als »Schlumpeln« und »alte Schachteln« disqualifiziert. Hexen schnitt man das Haar ab, bevor man sie an den Pranger stellte. Eine noch harmlose Disziplinarmaßnahme ist der ab 50 Jahren empfohlene Kurzhaarschnitt. Nach einem längeren Krankenhausaufenthalt standen meiner alten Mutter die ehemals schwarzen Locken wild vom Kopf ab. »Da müssen wir was machen, wollen Sie denn aussehen wie eine Hexe?« sagte die Krankenschwester. Das wollte meine Mutter nicht – eigentlich schade um das schöne Haar. Junge Frauen, die nicht auf die Baba Jaga in sich vertrauen, kastrieren sich heute symbolisch selbst, indem sie Achseln, Beine und Scham rasieren, um ja keine alte Schachtel zu werden.

Aber die Hexe hat nicht nur Haare auf dem Kopf, sondern auch im Gesicht und gleicht nicht nur darin ihrem männlichen Pendant Herrn Blaubart. Das kleine Detail, dass die Baba Jaga wie auch ihre deutsche Verwandte im Knusperhäuschen mit Vorliebe junge Burschen frisst, zeigt doch, dass es sich hier um sexuelle Ängste älterer Männer handelt! Auch, dass sie geschmackloserweise mit Knochen das Hexenhäuschen dekoriert, symbolisiert, dass sich eine Frau männliche Privilegien aneignet und sich damit schmückt, was sie »erlegt« hat. Klar, dass der ein »Walter« zu zäh ist. Wo sie nicht hext, kann die Alte im Märchen der jüngeren Frau lebensnotwendige Hinweise im Kampf der Geschlechter geben. In Grimms Märchen *Der Räuberbräutigam* klärt eine alte Frau die junge Braut über das Treiben ihres mörderischen Bräutigams auf und verhilft ihr zur Flucht. Baba Jaga ist böse, hilft aber der jungen Vasilissa, gegenüber ihrer rabiaten Stiefmutter zu bestehen. Im dänischen Volksmärchen *König Lindwurm* schließlich gibt eine rotberockte Alte in blauer Jacke der armen Schäferstochter den entscheidenden Tipp, wie man mit Drachen in der Ehe umzugehen habe:

»Wenn er nun hereinkommt, wird er sagen: Schön Jungfrau, zieh dein Hemd aus! Dann musst du sagen: König Lindwurm, zieh deine Haut aus! Und das werdet ihr zueinander sagen, bis du neun Hemden ausgezogen hast und er neun Häute. Dann hat er keine Haut mehr, aber du hast noch ein Hemd an. Dann musst du ihn nehmen, er ist dann nichts anderes als ein blutiger Fleischklumpen, und die Ruten in die Lauge tauchen und ihn so lange damit schlagen, bis er fast in Stücke fällt. Dann musst du ihn in der süßen Milch baden und in die neun Hemden wickeln und in den Arm nehmen. Aber dann wirst du einschlafen, wenn es auch nur für kurze Zeit ist.«[49]

Diese rabiaten Ratschläge machen nicht nur den »König Lindwurm«, der bereits zwei Bräute gefressen hatte, zum handzahmen Prinzen, sondern sichern der jungen Frau im weiteren Verlauf des Märchens noch zwei weitere aus der Tiergestalt erlöste Verehrer. Die Alte, gekleidet in den roten Rock energievoller Weiblichkeit und die blaue Jacke der Weisheit, weiß über das Wesen der Erotik Bescheid; sie bekämpft die junge Frau nicht neidvoll, sondern steht ihr bei, zur Erlösung von Mann und Frau. Baba Jaga und die unbekannte Lindwurm-Kämpferin mögen etwas rabiat sein, ihre Rezepte nicht unbedingt nachahmenswert. Aber denken wir an sie, wenn wir den nächsten »Witz« über verblühende Frauen hören! Wir sind regellose Frauen, wir sind im irregulären, anarchischen Lebensalter angekommen.

Nicht nur Lindwürmer, auch alte Männer mögen jüngere Frauen. Aber vermutlich ist dies ein Medien-Enterich, denn Statistiken sagen, dass ältere Männer gleichaltrige Frauen suchen.[50] Egal, angerostete Waffen vom Kaliber der »Walters« zielen auf junges Fleisch. Aber mögen junge Frauen sie denn? Als ich jung, aber nicht hübsch war, sehnte ich mich nach einem brüderlichen, mir gleichen Gefährten. Mich sprachen allerdings nur ältere Männer an, die sicher nicht meine mangelnden Reize reizten, sondern meine Unerfahrenheit und die im Gesicht ablesbare Angst vor dem Leben. Gegen ihre Macht, Finanzen, Erfahrung hätte ich nur mein Fleisch in die Waageschale werfen können, aber das Fleisch wollte es nicht und der Geist stimmte ihm zu. Wer den Hauch der Sterblichkeit, des Makels und letztlich der Sünde an einem anderen nicht lieben kann, liebt nicht genug (aber ich mag darüber kein Urteil fällen). Wen Verletzlichkeit und Vergänglichkeit nicht in Ekstase versetzt, der oder die gelangt nie über sich hinaus. Was an älteren Frauen abstößt, sind nicht so sehr ihre Falten, sondern ihr Wissen. Denn Baba Jaga ist nicht nur gefräßig, sondern auch klug und durchschaut herkömmliche Sexlügen: Ihre Schülerinnen sind – natürlich mit Ausnahmen – in der Regel auf keinen Versorger angewiesen, also können ältere oder gleichaltrige Männer ihnen nicht einreden, »dass ein dicker Geldbeutel die negativen Folgen eines dicken Bauches für ihre sexuelle Anziehungskraft aufhebt.«[51] Diese despektierliche Einschätzung stammt übrigens von einem Mann; der Paartherapeut Michael Mary zählt in seinem Buch *Und sie verstehen sich doch* (immerhin!) noch weitere »Liebeslügen auf, und die angeblich wissenschaftliche Behauptung, dass Fruchtbarkeit eine Frau attraktiv mache, gehört auch dazu.

Und wenn ältere Frauen junge Männer lieben? Ich halte Frauen nicht für bessere Menschen, denke aber, dass dabei nicht die Unerfahrenheit des Mannes eine Rolle spielt, sondern eher die Hoffnung, nicht wegen Äußerlichkeiten, sondern als – wenn auch gealterte – Person geliebt zu werden. Wer aber immer noch glaubt, sich mit 45 notschlachten lassen zu müssen, wie die Sängerin Lisa Fitz ironisch empfiehlt, der sei meine kleine historische Liste ans Herz gelegt. Im Zuge der Frauenbewegung sind viele weibliche Biographien wiederentdeckt und veröffentlicht worden. Leseinteresse ist natürlich: Wie haben sich diese Frauen durchgesetzt oder woran sind sie gescheitert? Wir können um eine Frage ergänzen: Wie sind sie gealtert?

Eine kleine, höchst interessante Recherche ergab Erstaunliches – eine ganze Reihe von Frauen, die bis weit über 40 noch Liebesbeziehungen mit Männern hatten – mit jüngeren Männern. Hier meine historische Promiliste (Alter im Jahr des Kennenlernens oder der Hochzeit):

Ninon de Lenclos (1620–1705), Philosophin und »Lebedame«, (80) und ein unbekannter jüngerer Kleriker;
Rahel Varnhagen (1771–1833), Schriftstellerin, Salonière, (43) und Karl August Varnhagen von Ense (29),
Colette (1873–1954), Schriftstellerin (52) und Maurice Goudeket (36),
Isadora Duncan (1877–1927), Tänzerin (45) und Sergej Jessenin (26),
Claire Goll (1890–1977); Schriftstellerin, (80) und ein unbekannter 20jähriger Franzose,
Marguerite Duras (1914–1996), Schriftstellerin, Regisseurin (76) und Yann Andréa Steiner (30),
Edith Piaf (1915–1965), Sängerin (46) und Théo Sarapo (26),
Vivienne Westwood (geb. 1941), Modedesignerin (52) und Andreas Kronthaler (27).

Und das ist noch oberflächlich recherchiert. Ja, aber das sind ja auch Künstlerinnen ... Na und? Es sind Frauen, die ihren »inneren Werten« folgten, die oft Verluste und herbe Lebensenttäuschungen erlebt hatten: Krieg, Exil, Alkoholprobleme, Armut, Tod der Kinder, Tod des Geliebten. Keine lockeren Bohème-Lebensläufe wie man sie sich vorstellt. Es waren auch nicht immer schön gebliebene Frauen. Rahel Varnhagen galt als unscheinbar, die Duras sagte öffentlich von sich, sie habe »ein zerstörtes Gesicht«. Und diese Frauen strahlten weiterhin Kraft und Energie aus, wurden für ihr »Inneres«, ihre Lebensenergie, die sich auch in ihrem Werk ausdrückte, geliebt und viele von ihnen sogar bis zu ihrem Tod von den jungen Männern begleitet. Ihre erotische Energie strahlte aus ihren literarischen Werken, aus ihrer Musikalität oder Mode und ein gemeinsames Interesse an Literatur und Kreativität festigte die Partnerschaft. Vielleicht können sich junge Männer, die sich noch nicht mit einer Jüngeren schmücken und ihr eigenes Altern überspielen müssen, stärker von den Erfahrungen, der Gelassenheit und dem Können einer älteren Frau faszinieren lassen, während dies für Gleichaltrige oder Ältere manchmal eine Bedrohung ist. Und die prominenten Frauen haben mit Sicherheit viele unbekannte Schwestern. Ich halte gerne in Cafés und Biergärten nach ihnen Ausschau. Manchmal reden sie etwas zu laut mit ihren jungen Freunden, schauen sich um, als müssten sie sich verteidigen. Sie sollten stolz auf sich sein. Ja, höre ich den Einwand, solch eine Beziehung dauert doch sicher nicht ewig … Das tun zahlreiche »normale« Beziehungen auch nicht und etwas Besseres als den (sozialen) Tod finden wir überall.

Dies soll nun kein Plädoyer sein, Männern Gleiches mit Gleichem zu vergelten. Eine Beziehung zu einem jungen Menschen ist etwas anderes als die zu einem fast Geichaltrigen, »Jugend« kann man aus ihr nicht ziehen. Auch junge Menschen wissen, dass sie einmal sterben müssen, glauben aber nicht recht daran. Spätestens ab der Lebensmitte hat man sich an den Gedanken gewöhnt, man weiß um die eigene Vergänglichkeit. Auch dieses konspirative Wissen kann erregend wie verbindend sein.

Ach, Bert Brecht, schade, aber verständlich, dass dir vor lauter Begierde die Stimme verschlug – wir hätten gerne noch mehr Liebesgedichte an alternde Frauen gehört und nicht nur das Falsett frigider Walters (und der in selbst verschuldeter Unmündigkeit gefangener Frauen, die diesen Abgesang als Wahrheit verbreiten).

Berührungen

»Für die Dame Yssabeau«

Einen Kurs in Seidenmalerei belegen,
oder die Kunst des Blumensteckens lernen.
Man kann auch den Kölner Dom nachbauen
aus abgebrannten Streichhölzern
und beim Fastenwandern tief ins eigene Innere tauchen.
Es gibt so viele Möglichkeiten für die verlassene Frau,
die bleibenden Tage mit Anstand zu besteh'n,
wenn erst das Erdbeerfeld geplündert ist.
Das rote Tier wird mit Meditation oder Valium ausgewaschen,
gebleicht,
bis es ganz durchsichtig wird,

nicht mehr durchs Blut tobt,
nur noch ein dünnes Gerinnsel,
das irgendwann – viel später –
erbittert auf Kopf oder Herz zielt.

Die genannten Frauen mit jüngeren Partnern hatten ihr ganzes Leben Mut zu einem unkonventionellen Lebensstil. Den hat nicht jede. Angst beginnt im Kopf. Nicht nur die der Männer vor der Frau, sondern auch die der älter werdenden Frau vor dem eigenen Verlangen und davor, dass dies vielleicht nicht mehr gestillt werden kann. Ich erinnere mich an eine Fortbildungsveranstaltung, die ich vor einem halben Jahr organisiert hatte.

Die zwanzig jungen Pfarrerinnen und Pfarrer wirken etwas verlegen. *Sexualität im Alter* heißt das Thema des Fachtages für Altenheimseelsorge. Sonst kommen immer mehr Teilnehmer und Teilnehmerinnen. »Sex sells«? Von wegen. Das Ganze fängt eher harmlos an – wir haben es ja mit sehr alten Menschen in Heimen zu tun. In deren Situation wird der Alltag enterotisiert – Pflegelotionen duften nicht, sie sind lediglich praktisch. Alte Damen brauchen auch keinen Büstenhalter mehr zu tragen – das Auf- und Zuhaken ist langwierig, peinlich, die brauchen das nicht. Essen vom Plastikteller mit Mulden tötet den Eros des Genießens ab. Soweit ist uns Zuhörenden alles klar. Das wollen wir mal nicht. Wir werden den Menschen im Heim Zigarren oder Blumen mitbringen, sie anfassen und berühren.

Die nächste Frage der Dozentin trifft mich besonders: Wie fühlt man sich, wenn man ausschließlich »funktional« (Körperpflege, medizinische Versorgung) berührt wird, nie mehr absichtslos, zärtlich, begehrend? Mir wird eiskalt, denn jetzt bin ich auf dem Grund meiner Ängste gelandet. Meine tapferen Seelsorgekollegen erwägen sogleich Abhilfe: in den Arm nehmen, die Berührungen bei Segen und Salbung. Für derartige geistliche Zartheit bin ich im Moment nicht konzentriert genug, denn mich beschäftigt eine andere Angst: Das »begehrend« bei der Frage habe ich nämlich erfunden. Wie steht es aber damit, genauer mit Sex »im Alter«, in der Lebensmitte? Auch meine Kollegen und Kolleginnen trauen sich nicht an dieses Thema heran: Zärtlichkeit und Berührung ja, aber »das andere«? Sexualität im Alter wird in Fortbildungen meist in Zusammenhang mit sexueller Belästigung von Krankenschwestern und Altenpflegerinnen behandelt. Auch ich habe das ganze Kapitel ja mit der unverfänglicheren »Erotik« überschrieben, die von der Sexualität nur ein Aspekt, aber ein sehr wichtiger, ist. Ein Tabu scheint das Thema dennoch zu sein. Beim Blick in entsprechende Literatur geht es zunächst vorwiegend um Männer: um 100jährige werdende Väter oder um die, bei denen »nichts mehr geht«.

Bei Frauen wird das Thema im Rahmen bestehender Partnerschaften abgehandelt, Singles und Verwitwete laufen in die Steppe des Vergessenwerdens. Den »dirty old man« zeichnet noch eine gewisse schmuddelige Attraktivität aus, die lüsterne Alte der Märchen nicht. Die Fernsehserie *Jakob und Adele* war in meinen jüngeren Jahren eine Sensation: Hier fanden sich zwei alte, unverheiratete Menschen zusammen! Das Zusammensein endete aber in der Regel brav in getrennten Hotelzimmern oder vor der Haustür.[52] Das Buch *Verschwiegene Lust: Frauen über 60 erzählen von Liebe und Sexualität* von Renate Daimler griff tapfer dieses Tabu an.[53] Wohl war mir beim Lesen dennoch nicht: Alle interviewten Frauen »machten noch was her«, hatten nach eigener Auskunft noch einen straffen Busen und schienen den Gesetzen der Schwerkraft entzogen. Wabbelnde Oberarme, knittrige Haut, schlaffe Brüste – was ist, wenn frau dennoch begehrt und begehrt werden will? Ja, begehrt werden – denn dies bedeutet auch erotische Macht: Liebesbeziehungen oder sexuelle Begegnungen haben es nämlich nicht nur mit Zärtlichkeit, sondern auch mit Macht zu tun. Grob und eindeutig drückt es die Schriftstellerin Dorothee Zeeman (zur Zeit des Zitats 82 Jahre alt) aus: »Ich verlange den Respekt einer anständigen Erektion.«[54] Dies meint nicht Leistungsdruck auf Männer, die aus gesundheitlichen oder seelischen Gründen nicht der Norm entsprechen. Aber durch eigene Unansehnlichkeit an Lebensmacht zu verlieren, statt »Lustobjekt« Objekt von Fürsorge oder Mitleid zu sein, so enden wie die »alte Jungfer« in Zoë Hellers *Tagebuch einer Verführung* ? »Sie wissen nicht, wie es ist, so chronisch unberührt zu leben, dass es genügt, wenn die Hand des Busschaffners deine Schulter streift, um Stromschläge des Verlangens bis in deinen Unterleib zucken zu lassen. Ich habe auf Parkbänken gesessen, in U-Bahnen, auf Klassenzimmerstühlen, und den großen Vorrat an ungenutzter, gegenstandsloser Liebe wie einen Stein im Bauch gespürt, bis ich sicher war, ich würde gleich zu Boden fallen und um mich schlagen.«[55]

Was tun im Alter? Einen jüngeren Avatar erschaffen und in *Second Life* auf erotische Abenteuer schicken? Was fühlt man da? Ein letztliches Betrogensein, weil nur eine Scheinfigur, eine Phantasie begehrt wurde? Oder ist das die reinste Form von Erotik: die Begegnung von Phantasie und Phantasie?

Vielleicht lässt das Verlangen mit sinkendem Hormonspiegel ja nach, sinniere ich weiter, obwohl ich bis jetzt nichts davon gemerkt habe. Aus geflüsterten Bemerkungen, die ich als Kind von Erwachsenen aufschnappte, und älterer Literatur habe ich in Erinnerung, dass viele Frauen froh waren oder sind, »es« nach den Wechseljahren endlich hinter sich zu haben. Aber die zunehmenden sexuellen Freiheiten der Frauen haben jetzt auch das Alter erreicht, nur der Abbau von Vorurteilen zockelt langsam hinterher. »Frauen ab 50 sind im Bett einfach freier, viel leidenschaftlicher«, hat mir ein Mann einmal netterweise gesagt. Der Volksmund ist da brutaler: »Wenn eine alte Scheuer brennt, brennt sie lichterloh.« Das drohende »vielleicht nie mehr«, das auch andere Lebensbereiche in mittleren Jahren überschattet und gleichzeitig intensiviert, berührt auch Liebesbeziehungen und erotische Begegnungen. Ich habe auch nicht bemerkt, dass Gefühle weniger heftig geworden wären, nur weil frau schon einige gescheiterte Beziehungen hinter sich hat und »Bescheid weiß«. Rosemarie Hirte, die 52jährige Büroangestellte in Ingrid Nolls Bestseller *Der Hahn ist tot*, die sich für eine späte Liebe aller Rivalinnen entledigt, ist ein sarkastischer Beweis dafür.[56] Intensität gegen Dauer? Die Bedrohtheit gibt auch flüchtigen Begegnungen eine Tiefe, die sie sonst nicht gehabt hätten (Es geht hier um Sex, nicht um gemeinsames Altwerden.) Noch zehn Minuten – dann ist die angesetzte Zeit unserer Fortbildung zuende. Ich wechsle blitzschnell ins besinnliche Fach und verabschiede die Teilnehmer und Teilnehmerinnen. Für mich bleiben viele Fragen offen:

Mit dem Alleinsein kann man zurechtkommen, aber die Berührung durch eine andere Haut ist schwer zu ersetzen. »Wie ist das denn bei euch jetzt so?« frage ich rot werdend eine gleichaltrige verheiratete Freundin, die nur abwinkt. »Essen ist die Erotik des Alters!« Es ist mir bewusst, dass in langen Partnerschaften die sexuelle Attraktion durch Gewöhnung nachlässt und anderen Werten weicht – dem gemeinsamen Alltag, gemeinsamem Erleben und Erinnern, Freundschaft und Zärtlichkeit. Es ist entspannend und genussvoll, sich medialen Sexmythen und Leistungsanforderungen einfach entziehen zu können. Mutig, wer sich dazu bekennt. Ebenso mutig, wer das eigene Begehren zugibt und sich nicht hinter »lustigen« Sprüchen wie »jenseits von gut und böse«, »ich brauche das zum Glück nicht mehr« versteckt.

Versteckt wird weibliche Sexualität ab den Wechseljahren von der Wissenschaft, die sich kaum um Studien zu diesem Thema bemüht. Beate Schultz-Zehden, Dozentin an der Charité in Berlin, nennt vielfältige, vor allem psychische und soziale Gründe, warum Frauen in oder nach den Wechseljahren über Sexualität zunächst einmal schweigen:

- *»Internalisierte Vorurteile gegenüber der Sexualität der älteren Frau.*
- *Befangenheit, Hemmung der Lust durch das Erleben des körperlichen Alterungsprozesses, Scham und sexueller Rückzug als mögliche Reaktion auf eine Kränkung durch das gesellschaftliche Schönheitsideal der jungen und sexuell attraktiven Frau.*
- *Gründe seitens des Partners (z. B. sexuelle Funktionsstörungen, gesund-*

heitliche Probleme, Libidoverlust, Kränkungen), wobei Frauen häufig dazu neigen, die Gründe für sexuelle Probleme zunächst bei sich selbst und nicht beim Partner zu suchen.

- *Die Abnahme der Verfügbarkeit eines Sexualpartners, bedingt durch die demographische Entwicklung.*
- *Libidoverlust im Zusammenhang mit Depressionen sowie depressiver Verstimmtheit.*
- *Andere gesundheitliche Probleme der Frau oder des Partners, die mit dem Alter zunehmen.*«[57]

Mir scheint, dass Frauen, die bisher wenig Interesse an Sexualität hatten oder diese als unbefriedigend erlebten, in der Lebensmitte eher den Mut haben, sich zurückzuziehen und diesen Lebensaspekt ohne weiteres Bedauern abzulegen. Frauen, die dagegen immer schon ein größeres Interesse und Freude daran hatten, bieten die Wechseljahre eher ungeahnte Chancen, Schultz-Zehden: »Einige Frauen fühlen sich durch Entlastungen der Menopause freier in der Sexualität. Der Wegfall der monatlichen Regelblutungen und der Menstruationshygiene, die Befreiung von Verhütungsproblemen und der Furcht vor unerwünschten Schwangerschaften beleben das Sexualleben ebenso neu wie der Auszug der Kinder aus dem Elternhaus. Diese Frauen haben mehr Zeit, genießen die Spontaneität in der Sexualität und müssen keine Rücksicht mehr auf ihre Kinder nehmen. Auch eine als glücklich eingeschätzte Partnerschaft und nur wenige Sexualprobleme in der Vergangenheit spielen dabei eine wichtige Rolle, weil eine Frau, die in der Vergangenheit gelernt hat, ihr Sexualleben zufriedenstellend zu gestalten, es mit größerer Wahrscheinlichkeit auch noch mit zunehmendem Alter genießen kann.«[58]

So weit, so erfreulich. Doch Schultz-Zehden gesteht aufgrund einer Befragung von Frauen zwischen 50 und 70 auch ein: »Allerdings war der Wunsch nach sexuellen Kontakten größer als die tatsächlich gelebte Sexualität.«[59] Dies ist vermutlich in fast jedem Alter ein Problem, Tatsache ist aber auch, dass Frauen nun einmal länger leben als Männer. Die Chancen, nach Verwitwung oder Scheidung mit zunehmendem Alter noch einen Partner zu finden, nehmen ab. Die Zeitungsmeldung »Junges Nilpferd verliebte sich in 130jährige Schildkröte«, die mir eine Kollegin mit dem Hinweis »Es gibt noch Hoffnung« ausgeschnitten hatte, kann mich darüber nicht hinwegtrösten. Fazit: Der Gedanke, einmal wegen Partnermangels, nachlassender Attraktivität oder eigener Schamhaftigkeit auf Sexualität verzichten zu müssen, stimmt mich traurig und – ich will darüber auch trauern dürfen. Wenn es an der Zeit ist! In vorauseilendem Gehorsam sich von gesellschaftlichen Vorurteilen schon jetzt verbiegen und um manch schönes Erlebnis bringen zu lassen, wäre der falsche Weg. Freundschaft mit sich selbst schließen und genießen, was sich jetzt bietet statt düsterer Vorausschau ist lustvoller und schützt vor Verbitterung. Für alles Weitere gilt der Rat der italienischen Mamma aus den 50er Jahren: Que sera, sera.

Nicht mehr marktgängig

Der alte Mann hält den Arm seiner Frau,
bedacht,
seinen Schritt an den ihren zu passen.
Solche Erfahrung bleibt mir verwehrt,
ein Engel wacht streng vor dem Tor.
Keine zähen Gespräche,
Aufopferung,
Schweigen,
meine Liebe
aus Menschenteilen zusammengenäht
wie Frankensteins Monster.
Einmal berührten sich unsere Finger beim Weineinschenken,
ich ertrank in Augentümpeln
sekundenlang,
glücklicher Zufall der Nacht,
wenn Haut das Dunkel erleuchtet,
Trost einer Hand
im Schlaf auf die Schulter gelegt,
alles so flüchtig
und absolut
ewig
hoff ich,
wenn einmal jenseits der Zeit
alle Lieben in die einzige münden.

Trotzdem: ab 50 sind wir nicht mehr recht »marktgängig«. Darüber sollten wir uns herzlich freuen. Jenseits der engen Marktgesetze wartet vielleicht ein ganzer Garten der Lüste auf uns. Für Sybille Fritsch-Oppermann in ihrem wunderbaren Aufsatz über Erotik im Alter[60] ist diese Freiheit vom Scheinwerfer des Marktes ein Ansatz für eine wirklich emanzipierte, freie Erotik in allen Varianten. Einen Menschen im Bewusstsein der Sterblichkeit lieben, sich hingeben ohne Gegenleistung ist ein anarchistischer, Hierarchien sprengender Akt. Gesellschaftlich verhängte Tarnkappen können in diesem Fall Freiräume eröffnen; wo Sexualität ab einem gewissen Alter nicht mehr thematisiert wird, unterliegt sie auch keiner Normierung mehr, wie sie junge Menschen knechtet. Alles an ehelicher Treue, Enthaltsamkeit, Zärtlichkeit, Freundschaft und kurzfristigen sexuellen Beziehungen ist möglich. Wir sind am Nachmittag unseres Lebens angelangt: Der »Liebe am Nachmittag«, wie sie in Literatur und Filmen inszeniert wird, haftet etwas Leichtes, Lässiges, leicht Anrüchiges (ein ordentlicher Mensch arbeitet um die Zeit!) und die Zeit vergessen machendes an.

Nicht jeder und jedem ist eine feste, lange Partnerschaft gegeben. Wir sollten sie als besondere Gabe und Gnade betrachten, aber nicht als allein gültige Norm. Es ist traurig, wenn Beziehungen scheitern, Menschen allein bleiben, aber mit einer Beziehung scheitert nicht ein ganzes Leben. Gewinnen und Verlieren, Glück und Schmerz gehören zu jedem Sicheinlassen auf das Leben. Zwischen Tür und Angel wird uns bewusster, wie vergänglich Leben ist. Dies sollte uns den Augenblick kostbar machen. »Torschlusspanik« und krampfhafte Orientierung an medialen Vorbildern hilft ebenso wenig wie sich freiwillig eine Tarnkappe anziehen. »Abschiedliche Existenz meint also auch, sich vom Leben brauchen zu lassen, sich einzulassen auf das, was ist und was ansteht. Leben wird nicht weniger vergänglich, wenn wir uns nicht auf es einlassen, es wird bloß weniger intensiv.«[61] Ich glaube nicht, dass die Intensität von Gefühlen im Alter nachlässt, sondern dass vielmehr Intensität auch des körperlichen sexuellen Empfindens, Erfahrung und mehr Gelassenheit das Geschenk sind, das wir als Ersatz für Jugend und straffe Haut erhalten. Auch nicht auf längere Partnerschaft angelegte Begegnungen sind daher, sofern beide sich darüber klar sind, worauf sie sich einlassen, keine Sünde, sondern Tribute an die Vergänglichkeit, bei denen der Augenblick über die Zeit triumphiert. »Es kann darum weder angehen, für das Alter oder die Jugend oder irgendeine Lebensphase eine unerotische Form der Liebe zu fordern, noch Erotik auf eheliche oder auch partnerschaftliche Beziehungen einzuschränken. (Erotik alter Menschen wäre) uns dann ein Hinweis darauf, wie alles, was wir um des Menschseins und Gottes willens tun wollen, vom Eros der gesamten Schöpfung durchdrungen sein muss, um gegen den Abgrund menschlicher Todesverfallenheit bestehen zu können.«[62] Julian Barnes zeigt in seiner Geschichtensammlung *Der Zitronentisch*[63] aus männlicher Sicht, wie vielfältig sexuelles Erleben im Alter sein kann: Da ist der alte Soldat, der aus Anhänglichkeit und Gewohnheit jedes Jahr um die gleiche Zeit eine inzwischen ebenfalls hochbetagte Prostituierte aufsucht, weil er es schon als junger Mann so gehandhabt hat; der an Alzheimer erkrankte feine Herr, der seine Sexualität im Hören von Kochrezepten und gelegentlichen obszönen Ausbrüchen lebt; der biedere Familienvater, der froh ist, »es« hinter sich zu haben und die Männer, die eine kurze Berührung von Hand und Seele ihr Leben lang auskosten. Es geht nicht darum, diese Formen von Erotik zu belächeln und als Kompensation oder Mangelerfahrung gegenüber »echtem« Sex abzutun – sondern sie als eigenständige Formen erotischen Lebens und Erlebens zu würdigen. Weibliche Pendants dazu sind noch zu entdecken. Was – wie in einem späteren Kapitel behandelt – für die eigene Spiritualität gilt, hat auch für das sexuelle Erleben Gültigkeit: das Vertrauen auf die eigene Erfahrung gegenüber Normen und Dogmen.

Masters und Johnson haben viel für die Erforschung der Sexualität und vielleicht auch für deren Befreiung getan, indem sie Menschen mit Sensoren ausstatteten, ihre Reaktionen maßen und diese in bunte Orgasmuskurven fassten. Für viele Frauen und Männer bedeutete dies jedoch auch Verunsicherung und Leid: Ich kenne »das« gar nicht, ich empfinde ganz anders, entgeht mir was, bin ich etwa nicht »normal« oder sogar frigide? Abschied von der Dogmatik hin zum Ernstnehmen des eigenen Gefühls – dies ist eine Chance und Aufgabe der mittleren Jahre. Zwischen Tür und Angel kann frei von Normierungen alles gelebt werden: spontaner Sex auf dem Fußboden wie ein scheuer Blickkontakt, dem außer Phantasien »nichts« folgt oder ein freundschaftlicher Briefwechsel, in dem einer sich dem anderen öffnet.

Garten der Lüste

Ein Leben ohne feste Partnerschaft, vielleicht auch ohne Sexualität, muss kein unerotisches, unsinnliches sein.

Mit 53 Jahren vollendete eine deutsche Nonne ihre sechsbändige Autobiographie, die sie mit 43 begonnen hatte. Das Werk der Mechthild von Magdeburg (1207–1282/1294) besteht vorwiegend aus erotischen Gedichten[64].

Du bist mein Spiegelberg,
mein Augenweide,
Ein Verlust meiner selbst,
Ein Fall und Verleugnen meiner Gewalt,
Meine höchste Sicherheit! (Fließendes Licht I, 20).

Sie sind nicht an irdische Männer, sondern an Gott gerichtet. Er antwortet laut Mechthild entsprechend:

Du mein Lagerkissen,
mein minnigliches Bette,
Meine heimlichste Ruhe,
Mein tiefstes Begehren,
Mein höchste Ehre!
Du bist die Lust meiner Gottheit,
ein Trost meiner Menschheit,
Ein Bach meiner Glut! (Fließendes Licht I, 19).

Ja, höre ich den populär-freudianischen Einwurf, das ist Kompensation für entgangene Sexualität. Soll solch eine Rationalisierung aber nicht darüber hinwegtäuschen, dass in einer anderen Zeit und Kultur Menschen tiefe erotische Empfindungen besaßen, die uns in der Gegenwart abgehen und die wir dann mit Sexualität kompensieren? Mechthild hätte vielleicht so geurteilt. Erotische, begehrende Liebe versteht sie als Wesen Gottes, auf das der Mensch mit Sehnsucht antwortet. In nicht religiös geprägter Sprache könnte man von Leidenschaft für das Leben und alles Lebendige sprechen. Diese lässt sich nicht auf sexuelle Begegnungen oder eine Paarbeziehung reduzieren. Kinder lieben ihre Mama, den Teddy, sind mit einem Baum oder dem Brombeerstrauch befreundet. Dafür gibt es ebenfalls ein psychologisches Etikett: polymorph-pervers, d. h., dass Kinder ihren Liebesdrang noch nicht in eine exklusive geschlechtliche Beziehung kanalisieren. Ab 40 sollte man sich wieder Perversionen erlauben können. Paarbeziehungen und Sexualität sind nur eine Variante des Eros, deren es viele gibt:

- *Die Liebe zu den Kindern,*
- *Den Eros des Lehrens,*
- *Die Philo-Sophie (Liebe zur Erkenntnis und Wahrheit),*
- *Kreativität,*
- *Nächstenliebe,*
- *Feindesliebe,*
- *Gottesliebe,*
- *Liebe zur Natur,*
- *Selbstliebe,*
- *Liebe zu Büchern*

und, und, und … Tauchen wir mit Lou Andreas-Salomé als Expertin in die Welt reifer Erotik: »Denn man verlässt mit dem engeren erotischen Erleben zugleich die – zwar wunderherrliche – Sackgasse, wo gerade nur zwei nebeneinander Raum haben, und betritt eine unbeschreibliche Welt – die Weite, der ja auch die Kindheit gehörte und die wir nur für eine Weile vergessen … Man darf sich diesem erneuten Erleben unabhängiger hingeben, sich selbst personell hinter sich lassend anstatt der schauerlichen kindlichen Abhängigkeit von Menschen und deren Gutdünken …«

Es ist unsinnig, erotische Kraft in »gut« und »schlecht« zu teilen und Hierarchien aufzustellen – in »gute« Erotik und »schlechten« Sex, »erfüllte« geschlechtliche Liebe und »selbstlose« und ein bisschen zahnlose Nächstenliebe. Jede Leidenschaft zum Leben ist Leidenschaft. Verena Kast schreibt dazu:

»Suchen Sie Ihre Leidenschaften, finden Sie heraus, wo Sie leidenschaftlich sind oder es gerne sein möchten. Lassen Sie die Leidenschaften zu, die sie haben – kümmern Sie sich nicht so sehr um höhere oder niedere Ziele. Lassen Sie sich ergreifen von dem, was Sie ergreifen möchte, zunächst einmal vielleicht einfach von der Sehnsucht nach intensiverem Leben, von der Sehnsucht nach einer breit aufgefächerten Emotionalität.«[65]

Die mittleren Jahre können Aufbruch in eine erotische Lebensweise sein – auch, wenn durch Verwitwung, Trennung, sich perpetuierendes Single-Dasein eine Paarbeziehung nicht mehr gelingen will. Mechthild von Magdeburg hat – wie in der irdischen Liebe auch – ebenfalls die Erfahrung des Verlassenwerdens gemacht. Fast alle Frauen – besonders Singles – wissen, wie weh es tut, wenn nach drei Anrufen das Telefon stumm bleibt. Mechthild erhielt nach 31 Jahren innigster Erfahrung keine »Anrufe« Gottes mehr, lernte Schmerz und Depression kennen. Ihre Erkenntnis: Auch »Gott« kann nicht als Mittel zum dauerhaften menschlichen Glück verhaftet werden; man muss auch seine Wunschvorstellungen an ihn aufgeben und loslassen können. Dies Loslassen und den anderen ihn selbst lassen können gilt genauso für menschliche Beziehungen. In einer erotischen Lebensweise sind wir uns der eigenen Vergänglichkeit und der der anderen, der Tiere, Pflanzen und Dinge bewusst, was die Leidenschaft zum Leben bestärkt. Noch einmal Verena Kast: »Letztlich ist wohl Lebensleidenschaft eine leidenschaftliche Liebe zum Leben, wie es ist, und wie wir es jeweils spüren und erleben, und nicht wie wir meinen, dass es sein sollte.«[66] Die schönste Gedichtsammlung, die eine freie und herrschaftslose Liebe und Sexualität feiert, das *Hohelied Salomos*, spricht von suchen, finden, verlieren, warten und leidenschaftlicher Begegnung. Seine poetischen, aber »eindeutigen« Bilder für Schönheit und Sexualität wurden schon früh als

Metaphern für die Begegnung von Gott und Mensch oder Gott und Kirche gedeutet. Das ist kein frommer Zähmungsversuch für kühne Gedanken, sondern weist darauf hin, dass »hinter« Leidenschaft, Sexualität, zwischenmenschlicher Liebe noch eine größere Energie waltet. Sexualität ist ein Weg, ihr punktuell zu begegnen, es wäre aber armselig, auf diesem Weg stehen zu bleiben und andere – das Staunen, Kreativität, Mitleid – zu vernachlässigen. Sich diesem Grund, dieser Kraft anzuvertrauen lernen, auf eine »größere Liebe« zu hoffen, kann eine Aufgabe des Älterwerdens sein. Diese Orientierung und Suche führt dann wieder zur Erdung, wenn »Leben« oder erotische Kraft in der ganzen Schöpfung entdeckt werden. Den »Sinn« des Lebens zu spüren hat auch mit Sinnlichkeit zu tun. Sie können wir auch ohne Partnerschaft pflegen und mit Augen, Ohren, Mund, Nase und Haut einen erotischen Lebensstil genießen. In meinem Dachkämmerchen, wo mein Schreibtisch steht, habe ich in den Schreibpausen die flüchtigsten erotischen Begegnungen der Welt: zu den Wolken, weil ich direkt in den Himmel schauen kann. Wolken sind Liebesbriefe des Himmels und ein stahlblauer, hitzeflirrender Sommerhimmel ein leerer Briefkasten. Wenn sie nicht gewichtige Pakete vorbeitragen, flirten manchmal kleine fedrige Wölkchen mit mir. Konkurrenz bekommen sie manchmal von den historischen Dampfloks, die im Sommer auf dem Bahnhof rangieren, pfeifen und so unnachahmlich nach Kindheit riechen. Dies ist mein persönlicher Lustgarten. Andere mögen andere Freuden finden; der Lüste sind viele zu entdecken.

Küsse des Regens auf deiner Haut,
sanft, später heftig,
das Seidennachthemd durchnässt,
nachts auf dem Balkon,
am Morgen machen Spatzen
dir lärmend deinen Platz streitig,
die undankbaren.
Nachthitze
treibt dir den Schweiß aus den Poren,
dann träumst du von milderen Tagen,
endlich den Bissen des Frosts ausgeliefert.
Du weißt nicht,
was kommt,
im Traum siehst du Alte,
die schützend Bäume umarmen,
eine Hand,

auf vergehendes Fleisch gelegt,
Querflöten und Geigen
in den Wald getragen,
um den Rehen, Schweinen und Gräsern zu spielen.
Wenn gar nichts mehr hilft,
einen Stein greifen,
schenken die Wärme der Haut,
ganz zuletzt,
ein Kruzifix fest umklammert,
damit der verlassene junge Mensch dran
deinen Puls spürt.

Mitgefühl – Leidenschaft für das Leben

Es war eine kleine Sensation, als Papst Benedikt XVI. in der Enzyklika *Deus Caritas est* (Gott ist Liebe) von 2005 auf den gemeinsamen Ursprung von Eros und Agape (Nächstenliebe) in Gott hinwies, waren doch im kirchlichen Bereich Begehren und Sinnlichkeit bisher immer der hehreren Nächstenliebe untergeordnet worden. Sehen wir Eros als Leidenschaft für das Leben, ist die päpstliche Interpretation einleuchtend. Wandelt sich die Erotik in den mittleren Jahren zu mehr Hingabe und Gelassenheit, ist nicht mehr auf Exklusivität festgelegt, so schließt sie auch die Liebe zu den Mitmenschen, Tieren und der Schöpfung in ihrer Gefährdung und Vergänglichkeit mit ein. Gerade, wenn eigene Kräfte nachlassen und eine Konzentration auf sich selbst stattfindet, ist die gleichzeitige Verbundenheit mit etwas anderem, das über die eigene Person hinausgeht, wichtig. Sich selbst akzeptieren und lieben gelernt haben heißt eben nicht, sich in die Zwangsjacke des eigenen Ego zwängen zu lassen, die nach und nach die Luft raubt.

Eine klassische Geschichte des Perspektivwechsels ist *Das Tagebuch der Jane Somers* von Doris Lessing. Jane Somers, attraktive, emanzipierte und erfolgreiche Journalistin, lernt durch Zufall die alte, leicht verwahrloste und oftmals aggressive Maude Fowler kennen und begleitet sie bis zu ihrem Tod. Die Begegnung mit diesem trotz allen Elends am Leben hängenden und um seine glücklichen Augenblicke kämpfenden Menschen eröffnet Jane den Zugang zu ihren eigenen verdeckten Wünschen, intensiviert ihr Leben und öffnet ihr die Augen für ihre Mitmenschen. Zuwendung zu anderen Menschen ist keine Ersatzbefriedigung, keine Beschäftigungstherapie, um »dem Leben Sinn zu geben« oder gar, um Dankbarkeit zu empfangen. Sie ist Eintauchen in das Leben, wobei es keine Hierarchie von »Gebenden« und »Beschenkten« gibt. Ohne Leiden ist solch eine Leidenschaft nicht immer zu haben. Es bedeutet, eine Hemmschwelle zu überschreiten, wenn man z. B. alte Menschen im Pflegeheim besucht und körperlichen und geistigen Verfall wahrnimmt. Aber hinter diesem angeblichen »Verfall« stecken Menschen mit prallen Lebensgeschichten, von denen man Lebensmut unter schwersten Bedingungen, Leben mit Einschränkungen, tiefstes Gefühlserleben lernen kann. Ich selbst habe im Altersheim mehr gelernt als in sechs Jahren Studium. Viele »junge Alte« haben daher das freiwillige, ehrenamtliche Engagement für sich entdeckt, in dem sie ihre Kompetenzen weitergeben und anderen helfen können – sei es in Übersee, beim Jugendfußball, im Krankenhaus oder im Tierheim. Es kommt nicht auf eine Anreihung »guter Taten« an, sondern auf die offenen Augen und Sinne für seine Mitwelt. Aus dem Tagebuch der Jane Somers: »Bis vor ein paar Wochen hatte ich alte Leute überhaupt nicht wahrgenommen. Meine Augen waren auf junge, attraktive, gut gekleidete Menschen eingestellt, und nur sie bemerkte ich. Und jetzt ist es, als hätte man über dieses Bild eine Transparentfolie gelegt, und plötzlich sind die Alten und Behinderten mit drauf.«[67] Wer selbst nicht unsichtbar werden will, muss selbst hinsehen lernen!

Modisches Tabu: Tarnkappen!

Womit wir wieder beim Sehen und Gesehen werden sind. Übersehen zu werden war schon als Kind kränkend, wenn man beim Bäcker von resoluten Hausfrauen nach hinten gedrängt wurde. »Du bist Luft für mich« ist eine der schwersten Strafen.

Hilde Domin schreibt über die lebensspendende Kraft des Blicks:

Dein Ort ist,
wo Augen dich ansehn.
Wo sich die Augen treffen,
entstehst du.

Von einem Ruf gehalten,
immer die gleiche Stimme,
es scheint nur eine zu geben
mit der alle rufen.

Du fielest,
aber du fällst nicht,
Augen fangen dich auf.

Es gibt dich,
weil Augen dich wollen,
dich ansehn und sagen,
dass es dich gibt.[68]

Nie mehr Blicke tauschen, in fremde Augen tauchen, flirten – nur weil wir die magischen 40, 50, 55 auf dem Buckel haben? »Quatsch, Frauen wie uns übersieht man nicht«, meint meine Freundin Gabi. Vieles am »Unsichtbarwerden« hängt auch mit sich selbst erfüllender Prophezeiung zusammen, wie sie Paul Watzlawik in der *Anleitung zum Unglücklichsein* schildert. Wir sollten nicht am Katzentisch des Lebens Platz nehmen. Dazu gehört aber auch der eigene Perspektivwechsel. Ich gebe zu, dass ich mich lange auch am Verbrechen des Wegsehens beteiligt habe: Ältere Menschen waren eben alt und uninteressant und ich verdrehte höchstens die Augen, wenn wieder eine Frau vor mir an der Kasse so lange brauchte. Heute sehe ich mir Frauen meines Alters und darüber genauer an. Und nicht in der Art »Bin ich auch schon *so*?« (nur manchmal), sondern mit einem anerkennenden Blick. Wer an anderen Schönes und Liebenswertes entdeckt, wird eben dies auch selbst ausstrahlen. Unvergessen ist mir ein feuchter, kalter Morgen, an dem ich mit mir selbst zerfallen und unlustig an der Bushaltestelle stand. Eine alte Dame, geschminkt, mit einem Täschchen über dem angewinkelten Arm, sah mich in meinem karierten Kleid von oben bis unten an und bemerkte: »Tolles Outfit haben Sie da.« Ich war über die Wortwahl aus dem altrosa geschminkten Mund überrascht – und natürlich erfreut. Mein Unterricht an diesem Vormittag verlief außerordentlich erfreulich und erfolgreich; das hätte ich eine Stunde zuvor noch nicht gedacht. Wir selbst können in jedem Alter andere mit Blicken auffangen. Und wer wach in seine Umwelt schaut, wird auch gesehen. Allerdings können wir in der Lebensmitte einen Perspektivwechsel lernen – »sehen und gesehen werden« ist out, ebenso sollte der vergleichende Blick »so bin ich zum Glück noch nicht« immer weniger geübt werden! Nicht unser Auffallen, sondern der eigene wache Blick ist gefragt: der staunende, begehrliche, liebende, mitfühlende, wohlwollende, kritische! Tarnkappen? Die tragen im Märchen nur Helden und der männlichste aller Männer, Jung Siegfried. Sie dienen dazu, im Verborgenen eine Heldentat zu tun – als Damenoberbekleidung sind sie ein absolutes Tabu!

Kapitel 6
Wir und das Ganze

Spiritualität in der Lebensmitte

Spiritualität der Suche

Spiritualität – was ist das überhaupt? Früher sagte man einfach Religiosität oder Frömmigkeit. Das klingt aber zu sehr nach Bibelstunde und rotem Tee, daher wird heute lieber von »Spiritualität« gesprochen. Das Wort kommt vom lateinischen »spiritus«, der Geist. Weil der Geist weht, wo er will, ist Spiritualität nicht auf eine bestimmte Konfession oder Religion festgelegt; es gibt Spiritualität in den abrahamitischen Religionen, im Buddhismus, den Naturreligionen und auch eine atheistische Spiritualität. Ein spirituelles Leben ist also ein begeistertes Leben. Man könnte Spiritualität als »Geschmack für das Unendliche« bezeichnen. Aber da gibt es bereits eine Einschränkung: Wer z. B. einen kranken Menschen pflegt, kann dabei tiefe spirituelle Erfahrungen machen und ist dabei nicht auf das »Unendliche«, sondern das Irdische, der Vergänglichkeit Unterworfene und den endlichen Augenblick konzentriert. Als zutiefst religiöser Begriff hat »Spiritualität« wie alles Heilige ein doppeltes Gesicht: Das Aufgehen im Ganzen und die Beschränkung auf das Vergängliche, was vor Augen und Füßen liegt. Wird einer der beiden Pole vernachlässigt, kann die Orientierung am Ganzen zu elitärer Überheblichkeit gegenüber »schlichten« Gläubigen führen, die Konzentration auf das Vergängliche kann im dumpfen Fatalismus münden. Spiritualität ist also ein Kraft- und Energiefeld zwischen zwei Polen, und ich möchte sie ganz schlicht als gefühlte und gelebte Religion (auch »Atheismus« werte ich hier als Bekenntnis) deuten.

Die Spiritualität in der Lebensmitte gibt es natürlich nicht, dazu sind menschliche Erfahrungen zu unterschiedlich. Es gibt nur Suchbewegungen und Beobachtungen. Um diese soll es im Folgenden gehen.

Gerade habe ich Käthe am Telefon meinen neuesten Liebeskummer erzählt. »Komm doch mit ins buddhistische Camp diesen Sommer«, meint sie, »da lernst du das Begehren verlieren.« Das Begehren verlieren – so weit kommt's noch! Und ich bin ein bisschen verwirrt: »Aber du wolltest doch im Sommer auf dem Jakobsweg wandern?« »Im Herbst ist das besser. Im Sommer will ich in dieses Camp oder vielleicht ins Kloster, mal sehen.« Käthe ist aus der Kirche ausgetreten, besucht aber gerne einmal Gottesdienste und Kirchenkonzerte, wandert auf dem Jakobsweg und nimmt an buddhistischen Meditationen teil. Solch eine manchmal diffuse spirituelle Suche erlebe ich bei vielen meiner Bekannten zwischen 40 und Anfang 60. Manche Reiseunternehmen haben sich auf diese – in der Regel gut verdienende – Zielgruppe eingestellt und bieten Urlaub im Kloster, Heilfasten, meditatives Bogenschießen und Qigong an. Weniger Betuchte suchen Selbsterfahrung in den Sternen. Dabei ist die Orientierung nicht mehr auf das traditionelle Horoskop beschränkt. Es werden das chinesische Horoskop, das keltische Baumorakel, das indianische Lebensrad oder die Numerologie befragt. Manche dieser »uralten«, geheimen Traditionen sind Erfindungen des 20. Jahrhunderts oder findiger Autoren. Dies tut ihrer Beliebtheit keinen Abbruch, so groß ist der Hunger, etwas über sich selbst zu erfahren, bestätigt zu bekommen, wer man ist.

»Das kann nicht wahr sein«, sage ich zu meinem Kollegen. Gemeinsam haben wir einen Test zum Enneagram gemacht, jener auch in kirchlichen Kreisen beliebten Typologie der »neun Gesichter der Seele«. Ich halte mich eindeutig für eine »Vier«, jenen leicht narzisstischen, künstlerischen und melancholischen Typ. Das Testergebnis behauptet hartnäckig, dass ich vielmehr das Potential einer »Acht« hätte. »Achter« sind etwa das Gegenteil der »Vier«, kämpferisch, konkurrenzbewusst und energisch, Eigenschaften, die ich immerhin rudimentär in mir entdecke. Den ganzen Tag fühle ich mich als »Acht«, gehe, bewege und spreche als »Acht« – ein herrliches Gefühl, mächtig und der geborene Boss zu sein! Die »Wahrheit« solcher Typologien liegt nicht in angeblich ewigen Gesetzen, sondern in Angeboten zur Identifikation, in warmen Mänteln, die dem unsicheren Ego angeboten werden. So kenne ich niemanden, der oder die mit ihrem Sternzeichen nicht zufrieden wäre. Obwohl ich nie eine Extremsportart, geschweige denn irgendeinen Sport treiben würde und eher konfliktscheu bin, bin ich stolz, ein »typischer Widder« zu sein und interpretiere jede Sturheit als ganz natürlichen Ausfluss meiner Widdernatur. Ob Widder, »Neuner« oder keltische Eiche – hier gilt das Gesetz der sich selbst erfüllenden Prophezeiung wie in der Geschichte von dem Mann, der seinen Nachbarn verdächtigte, seine Axt gestohlen zu haben und plötzlich in ihm alle Anzeichen eines Axtdiebes sah.

Eine dritte Gruppe erscheint auf den ersten Blick religionsferner, verhält sich aber nicht weniger gläubig, wo es um Gesundheit, Anti-Aging oder

Fitness geht. Strategien zur Simplifizierung des Lebens, zum Finden der Glücksformel und des positiven Denkens sind ebenfalls in diesem Bereich angesiedelt. Auf ihre Gläubigen wartet zwar keine spirituelle Erkenntnis, aber immerhin Reichtum und Glück. Natürlich nur, wenn sie plötzlich wieder aufgetauchte, »uralte« (bisher verborgene, vom Vatikan unterdrückte usw.) universelle Wahrheiten berücksichtigen. So wird man reich – zumindest die cleveren Erfinderinnen solcher Ideen.

Einkehrtage im Kloster, Pilgerreisen, die ernsthafte Beschäftigung mit einer religiösen Tradition – darf man dies mit dem Studieren von Horoskopen oder Glücksformelbüchern überhaupt vergleichen? Nein, genauso wenig, wie sich die Zusammensetzung ihrer Gläubigen und Ungläubigen auf Frauen zwischen 40 und 60 beschränken lässt. Aber in den mittleren Jahren verflüssigt sich vieles. Es stellt sich die Frage, wer man eigentlich ist und warum. Ausbildung, Studium, Familiengründung, berufliche Etablierung – sie stehen in erwachsenen Jahren im Vordergrund. Ich möchte nicht behaupten, dass sie die eigene Religiosität, den eigenen spirituellen Hunger verdrängen. Das Aufgehen im jetzt notwendigen Tun kann eine spezifische Art der Frömmigkeit sein. Die Mitte des Lebens ist dann wie ein Atemholen. Großeltern und Eltern werden älter, die Sterblichkeit geliebter Menschen und der eigenen Person wird bewusst. Eine Karriere ist vielleicht gemacht, reicht aber als tragender Lebenssinn so wenig wie das gebaute Haus oder der gepflanzte Baum. Ehen zerbrechen und die Ersatzreligion »Liebe« verliert ihre Kraft. Aus der Zerstreuung in Beruf, Familie, Liebesbeziehungen heraus möchten Menschen wieder wissen, wer sie selbst und wer sie ohne diese tragenden Bindungen sind. Schlichtere Naturen bekämpfen ihre Unsicherheit mit einer jüngeren Geliebten oder dem Kauf eines Cabrios, andere tauchen mittels Psychoanalyse in ihr Inneres oder wenden sich religiöser Erfahrung zu. Die religiöse Suche – sei es in Form von Einkehrtagen im Kloster oder im Kauf eines »keltischen Horoskops« – verdankt sich einer Sehnsucht, die über die Klärung der eigenen Identität hinausgeht: die Einordnung in einen großen Zusammenhang des Alls, der Pflanzen, Steine und Tiere. Und hier deutet sich die große »Aufgabe« in der Mitte des Lebens an: einmal innezuhalten und in die Vergangenheit zu schauen: Wer bin ich? Wo liegen meine Gaben? Und zugleich in die Zukunft zu schauen: in das Alter, in dem es darum geht, sein endlich gefundenes »Ich« in einem größeren Ganzen zu sehen und sein »Ego« langsam aufzugeben. Der Unterschied liegt vor allem darin, ob die Suche nach religiöser Erfahrung sich wirklich einem Unbekannten oder dem Unbekannten im Bekannten aussetzt oder letztlich der Mästung des eigenen Ego und dessen Absicherung dient.

Einfach, bewährt, gut

Wer waren Ihre theologischen Lehrer?
fragt der Dekan.
Ich nenne einige Namen.
Was ich verschweige:
Die leuchtenden Astern in den verwilderten Gärten,
die mich das erste Mal staunen machten,
den blutenden Mohn auf dem Bauschutthügel,
die raue Sanftheit meiner Oma,
Onkel Karl, der sich im geliehenen Sportwagen fotografieren ließ,
den Arm lässig aufgestützt,
die Beinstümpfe verborgen.
Der alte Opferstock »Für die Armen« im flammenden Freiburger Münster
und die Pestkapelle »Gutleuthaus«.
Später: die glückvergessenen Menschen bei Böll und Greene,
die zornigen Popen und tanztrunkenen Derwische bei Kazantzakis,
die Demut der meisenbegeisterten Rosa Luxemburg.
Heute habe ich nur ausgewählte Lehrer:
Meine sprachgelähmte Mutter im Pflegeheim,
die Verwirrten, die schmerzhaft meine Hand greifen.
Wenn ich,
end-lich,
in ihre Welt eintrete: was wird bleiben?
Die Astern, der Mohn, das Staunen …

In der Ausschreibung eines Kochkurses fand ich die Formel »Einfach, bewährt, gut.« Diese Kriterien können auch für das Brot des Lebens gelten.

William von Ockham, bekannt aus Umberto Ecos Roman *Der Name der Rose*, galt als rasiermesserscharfer Denker. Was ihn so scharf machte, war das Bekenntnis zur Einfachheit. Gäbe es auf eine Frage mehrere Antworten, so sei die einfachste vorzuziehen. Religion und Spiritualität sind einfach! Angeblich »uraltes« Wissen, das rein zufällig oder durch Offenbarung jetzt einem kleinen Kreis von Auserwählten mitgeteilt wurde, ist höchst verdächtig. Manche »Erfolgsformeln« werden als »eigentlich ganz einfach« angepriesen, dass sie so wenig zur Anwendung kommen, läge an der Unwissenheit der stumpf vor sich hin lebenden Masse. Vorsicht vor allen religiösen oder säkularen Angeboten, die mit dieser Unterscheidung von wenigen Auserwählten und dumpfer Mehrheit werben! In der Lebensmitte hat man genug Erfahrung und Verstand, um kritisch glauben zu können und sich von Autoritäten nichts vormachen zu lassen. Vorsicht auch vor allen philosophischen und religiösen Systemen, die auf alles, wirklich alles eine Antwort wissen. Religion ist menschliche Antwort auf den Anruf des ganz Anderen, Fremden. Dieses lässt sich nicht gefügig machen und deshalb bleiben auch alle menschlichen Antworten begrenzt. Anderenfalls droht ein totalitäres Denksystem, das mit Glauben als Vertrauen »trotz alledem« nichts zu tun hat. Der Zweifel ist des Glaubens liebstes Kind, er wird der Mündigkeit des Menschen gerecht. Eine Tradition ist so glaubwürdig, wie sie Zweiflerinnen in ihrer Mitte duldet.

Kritisches Denken und Erfahrung helfen auch, eigenes Erleben als religiös oder spirituell zu deuten und dieser Erfahrung zu trauen. Spiritualität ist erlebte und gelebte Religion. Hier tut sich das Reich der »wilden Mystik« auf. Viele Menschen haben – und sei es für Sekunden – in der Natur schon einmal das Gefühl des Überwältigtseins erlebt, einen Moment, indem sie einfach da waren, im Schauen, Riechen, Schmecken, Hören, als es keine Fragen und Antworten mehr gab. Das kann bei einer einsamen Strandwanderung gewesen sein, in den Bergen, bei einem milden Sonnenuntergang hinter den Dächern der Stadt, angesichts des Sternenhimmels. Plötzlich waren die Dinge »sie selbst«, immer noch dieselben und doch ganz anders, als ob ein unbekanntes Licht sie beleuchte. Das eigene Ich wurde unwesentlich und war doch zum ersten Mal fraglos, heil und rund. Man kann diese Erfahrungen psychologisch als Wunsch nach vorgeburtlicher Verschmelzung deuten oder dogmatisch als Pantheismus verurteilen; es gab und es gibt sie, »ohne warum«, wie die Mystiker sagen. »Erwachsene« Spiritualität könnte heißen, diese Erfahrungen ernst zu nehmen als Gruß eines Anderen und Höheren, zu dem wir doch gehören. Andere Menschen machen ähnliche Erfahrungen bei erotischen Begegnungen. Aber auch Leid kann Quelle spirituellen Erlebens sein. In Trauergruppen sagen mir Menschen immer wieder, dass sie Angst haben, verrückt zu werden. Sie sind bereits ver-rückt, aus der heilen Welt der Bindung und Normalität in das Land des Verlusts und der Trauer. Nicht immer muss ihr Erleben nur schmerzlich sein: Manche Menschen spüren eine enge Verbundenheit mit den Toten, Liebe, die der Tod nicht scheidet. Viele geben an, nie so intensiv Farben, Gerüche, Geräusche wahrgenommen zu haben wie in der Zeit der Trauer. Alles, was geschieht, hat auf einmal »Bedeutung«, die Wasserperlen auf den Grashalmen nach dem Regen, das Rotkehlchen, das auf dem Grabkreuz saß, der vergessene Lampion in Form eines Herzens. Auch hier gibt es psychologische Erklärungen oder säuerliche Kommentare, die aber das Wesen des Erlebens nicht erfassen. Menschen in der Lebensmitte nehmen diese Erfahrungen ernst, sie hungern danach, deshalb auch der Boom der Mystik und Pilgerreisen. »Spiritualität der Lebensmitte«, also Ernstnehmen der eigenen Erfahrungen, beinhaltet aber auch, um ihre Begrenztheit zu wissen. Sie geben keinen Anlass, sich über andere zu erheben oder zu missionieren. Die Tiefe der Erfahrung ermisst sich nicht daran, ob sie in den Himmel, sondern ob sie wieder auf die Erde, in den Alltag führt.

Der Alltag ist auch der Raum des Bewährten. Denn Erfahrung braucht auch einen Rahmen und Korrektur. Auch die Nazis befassten sich mit der deutschen Mystik, träumten vom Aufgehen in einem Höheren und mordeten dennoch. Förderlichkeit für das Leben, Gerechtigkeit, Milde und Barmherzigkeit sind daher Kriterien, an denen sich eine Überzeugung messen lassen muss. Und hier sind wir beim »Bewährten«. Der Dalai Lama empfiehlt, zur Entfaltung der eigenen Spiritualität in den Traditionen und der Religion zu bleiben, in der man erzogen wurde und die einen geprägt hat, sofern es sich nicht um eine entschiedene Abkehr von einem als verletzend erlebten System handelt.

Im Folgenden soll es daher nicht um völlig neue spirituelle Erkenntnisse gehen, sondern ganz schlicht um biblische Geschichten.

Was wir nicht im Bibelkreis lernten

Das mittlere Alter – die christlichen Traditionen sagen hierzu herzlich wenig. Es gibt keine Rituale vom Übergang von der Lebensmitte bis ins Alter. Können in Ratgebern antike Göttinnen, weise Alte und Wolfsfrauen als Rollenvorbilder gefunden werden, bietet auch die Bibel nur spärlichen Trost. Die drei folgende Geschichten handeln von einer weiblichen Krise in den mittleren Jahren. Sie bieten zwar höchst gebrochene »Vorbilder«, sind aber nach Tausenden von Jahren noch lebensnah und spannend.

Sara vergeht das Lachen

Die erste Geschichte handelt von Sara. »Ich glaube an den Gott Saras, Rebeccas, Leas und Rahels …« Sara ist unsere Urmutter im Glauben. In der Bibel wird sie als alternde Frau eingeführt, die mutig mit ihrem Gefährten in ein neues Land aufbricht. Aber Sara ist mehr als die Frau Abrahams und die Mutter Isaaks. Lesen wir einmal ihre Geschichte als die Geschichte einer alten Frau.

Berühmt ist ihr Lachen, als die himmlischen Boten ihrem Mann und ihr einen Sohn verheißen.

Und sie waren beide, Abraham und Sara, alt und hochbetagt, so dass es Sara nicht mehr ging nach der Frauen Weise. Darum lachte sie bei sich selbst und sprach: Nun ich alt bin, soll ich noch der Liebe pflegen, und mein Herr ist auch alt! (1 Mose 18, 11-12).

Lesen wir in der Geschichte von Isaaks Geburt, was es mit dem Lachen auf sich hatte:

Und Sara sprach: G. hat mir ein Lachen zugerichtet; denn wer es hören wird, der wird über mich lachen. Und sie sprach: Wer hätte wohl von Abraham gesagt, dass Sara Kinder stille! Und doch habe ich ihm einen Sohn geboren in seinem Alter. (1 Mose 21, 6-7)

Dass Sara wirklich in unserem Sinne hoch betagt war, mag bezweifelt werden. Immerhin schaffte sie laut Bibel endlos lange Wanderungen durch wüstes Gebiet und war immer noch so begehrenswert schön, dass gleich zwei Könige sie entführen ließen. (1 Mose 12, 10-20; 20, 1-18). Der Fokus liegt nicht so sehr auf dem angeblich hohen Alter, sondern darauf, dass es ihr »nicht mehr ging nach der Frauen Weise«. Dass im Bibeltext vor allem von Abraham die Rede ist, mag am patriarchalen Hintergrund der Erzählung liegen. Wir können aber auch herauslesen, dass Sara weniger Zweifel an der eigenen Potenz als Frau als an der ihres Mannes hatte. Ist das Lachen in der Geschichte der Verheißung noch ein gutmütiges Schmunzeln, so wird es in der Geburtsgeschichte zum spöttischen Grinsen. Das Motiv, dass eine unfruchtbare Frau doch noch ein Kind bekommt, begegnet uns öfter in der Bibel. Hier zeigen sich die Wunder Gottes und werden im Lobgesang der Hanna und des Zacharias verherrlicht. Sara singt nicht, sondern weiß: Die Leute werden über mich lachen! Dieses Lächeln, Grinsen, Spotten über die Sexualität älterer Frauen kennen wir trotz Madonna, Iris Berben und Senta Berger immer noch. Was soll's: Sara ist immer noch schön, so dass zwei Könige sie und Abraham mit Reichtümern überschütten. Diese Schönheit bedeutet nicht nur Gefährdung, sondern eben auch Macht. Wer sich seiner eigenen Gestalt so sicher sein kann, kann tief fallen. »Je grandioser die Rollen der mittleren Lebensjahre waren, je mehr Bestätigung sie uns eintrugen, desto schwieriger ist es, ohne sie ein positives Selbstbild aufrechtzuerhalten«, weiß Herrad Schenk in ihrem Buch *Der Altersangst-Komplex*.[69] Und so geht Saras Geschichte weiter:

Sarai, Abrams Frau gebar ihm kein Kind. Sie hatte aber eine ägyptische Magd, die hieß Hagar. Und Sarai sprach zu Abram: Siehe, der Herr hat mich verschlossen, dass ich nicht gebären kann. Geh doch zu meiner Magd, ob ich vielleicht durch sie zu einem Sohn komme. Und Abram gehorchte der Stimme Sarais. Da nahm Sarai, Abrams Frau, ihre ägyptische Magd Hagar und gab sie Abram, ihrem Mann, zur Frau, nachdem sie zehn Jahre im Land Kanaan gewohnt hatten. Und er ging zu Hagar, die ward schwanger.

Als sie nun sah, dass sie schwanger war, achtete sie ihre Herrin gering. Da sprach Sarai zu Abram: Das Unrecht, das mir geschieht, komme über dich! Ich habe meine Magd dir in die Arme gegeben, nun sie aber sieht, dass sie schwanger geworden ist, bin ich gering geachtet in ihren Augen. Der Herr sei Richter zwischen mir und dir.

Abram aber sprach zu Sarai: Siehe, deine Magd ist unter deiner Gewalt; tu mit ihr, wie dir's gefällt. Als nun Sarai sie demütigen wollte, floh sie von ihr. (1 Mose 16, 1-6).

Sarai ist hier der Geburtsname, er wird an späterer Stelle in einem in der Bibel häufig belegten Namenswechsel in Sara, die Fürstin, geändert. Wissenschaftlich betrachtet verdankt sich die wiedergegebene Geschichte dem Motiv der »Gefährdung des Kindes«. Sara wird, wie verheißen, Isaak, den Stammvater des Volkes Israel gebären. In dieser Geschichte droht er durch den Sohn der Magd verdrängt zu werden. Uns interessiert die Erzählung aber als die Geschichte einer Konkurrenz zwischen der alternden und der jüngeren Frau – ihr Unterscheidungsmerkmal ist nicht die Schönheit, die ja Sara immer wieder attestiert wird, sondern die Schwelle der »Wechseljahre«, die Sara überschritten hat. Ihr, die eben noch von Königen begehrt wurde oder der Bauarbeiter hinterher pfiffen, wird jetzt von einer Jüngeren verspottet.

Plötzlich mutiert sie zur Königin, die wie in *Schneewittchen* den Spiegel bzw. ihren Mann am liebsten an die Wand werfen würde und sich bitter, fast tödlich an der jungen Frau rächt. Eine harmlosere, herrliche Racheszene ist aus dem Film *Grüne Tomaten* erinnerlich, in dem zwei junge Frauen mit dem Argument »wir sind jünger« der wechseljahrs- und ehegeplagten Evelyn einen Parkplatz wegnehmen. Evelyn demoliert lustvoll deren Auto: »Und ich bin besser versichert.«

Bei der Märchenlektüre erntet »Schneewittchen« alle Sympathie gegenüber der bösen Stiefmutter, die das junge Mädchen töten lassen will, um weiterhin »die Schönste im ganzen Land« zu sein. Können Sie sich an den Zeitpunkt erinnern, an dem Ihre Sympathie umschlug oder Sie etwas wie Verständnis für die Stiefmutter verspürten?

Es geht nicht nur um den Verlust von Schönheit oder Fruchtbarkeit, sondern um den Verlust von Macht. Die Bibel kennt solch einen Generationenkonflikt natürlich auch in Hinblick auf Männer: Der alternde König Saul ist eifersüchtig auf den wie einen Sohn am Hof erzogenen, erfolgreicheren David, wird depressiv und versucht, den Rivalen kurzerhand aufzuspießen (1 Samuel 16, 16. 22 f.; 18, 10 f.). Frauen gehen subtiler vor. Für Frauen in mittleren Jahren kann das selbst verdiente Geld Macht bedeuten. Doris Dörrie schildert einfühlsam die Kauforgien einer alternden, von ihrem Mann betrogenen Frau: »Es war mir gleich, ob (die Verkäuferinnen) logen, dass sie mir nur das Geld aus der Tasche ziehen wollten. Ich sehnte mich nach ihren Komplimenten wie ein Verdurstender nach Wasser. Ich wollte sie hören, immer und immer wieder. … Ich fange mir an, eine Frau vorzustellen, Mitte Fünfzig, mit schönen Beinen und zu dicken Hüften, einem klassisch geschnittenen, aparten Gesicht, mit grauen, schweren Haaren, die sie, weiß der Himmel warum, nicht färben mag, ich sehe diese Frau, wie sie nackt vorm Spiegel steht und jedem ihrer offensichtlichen Mängel kühl ins Auge sieht, wie sie sich dann anzieht, ein schwarzes Chanelkostüm, ein meergrünes Leinenkleid oder manchmal auch nur einen blauen Nerz und sonst gar nichts. Wie elegant und selbstbewusst sie dann plötzlich aussieht, wie sexy und feminin. Diese Frau fühlt sich der Welt gewachsen, sie findet die Welt in Ordnung so, und die Welt findet sie in Ordnung.«[70]

Wer weniger Geld hat, nörgelt. Das kann subtil sein, indem man der heranwachsenden Tochter vermittelt, was sie alles nicht kann, wie sie denn wieder aussehe, dass sie ja kein Kind nach Hause bringen dürfe. Sara richtet ihre Aggression auch gegen ihren Mann: im Leben zu nichts gebracht, ich hätte auch einen anderen haben können usw.

Und der Ausweg? In der Bibel erscheint ein Engel und rettet die verstoßene Hagar und ihr Kind vor dem Verdursten in der Wüste. Sarai wird doch noch Stammmutter und zu Sara, der Fürstin. So weit, so gut und wenig hilfreich für uns heutige Frauen, die wir uns ohne Eingriff »von oben« behaupten müssen.

Welcher »Engel« steht uns bei? Menschen, Werte, Interessen oder Eigenschaften, die uns den Verlust der Jugend verkraften helfen?

Welche neue Fruchtbarkeit lässt uns »Fürstinnen« oder »Königinnen« werden – die Fruchtbarkeit des Mitempfindens, der Kreativität, der Lebensneugier, des Glaubens?

König David bekommt Angst vor Virginia Woolf

Andere Frauen wehren sich subtiler. Dabei schützt auch das abenteuerlichste Leben nicht vor Unzufriedenheit. Sie ist die typische Frau an seiner Seite: Königstochter Michal wird von ihrem Vater aus strategischen Gründen mit dem jungen, aufstrebenden David verheiratet. Diese arrangierte Ehe scheint dennoch Liebe gekannt zu haben, denn als David bei ihrem Vater in Ungnade fällt, verhilft Michal ihm zur Flucht. Jahrelang hört sie nichts mehr von ihrem Mann, wird von ihrem Vater anderweitig verheiratet, bis David zurückkehrt und sie wieder zu sich holt, nicht aus Liebe, sondern weil sie die Tochter des ehemaligen Königs ist. Sie erlebt mit, wie David den Rest ihrer Verwandten als Konkurrenten ausrottet. Ihre mittleren Jahre verbringt sie im Harem des Königs. Aber noch erinnert sie sich daran, eine Königstochter zu sein und zumindest verbal kann sie sich für ihre dauernde Demütigung rächen, als David leicht entblößt von einem rituellen Tanz zurückkehrt:

»Als David zurückkehrte, um seine Familie zu begrüßen, kam ihm Michal, die Tochter Sauls, entgegen und sagte: Wie würdevoll hat sich heute der König von Jerusalem benommen, als er sich vor den Augen der Mägde seiner Untertanen bloßgestellt hat, wie sich nur einer vom Gesindel bloßstellen kann.« (2 Samuel 6, 20).

»Wenn du nicht wärst …« Die subtile Rache der unzufriedenen Frau kennen wir vor allem aus Bühnenstücken und Filmen, wie sie Richard Burton und Elisabeth Taylor in der Verfilmung von *Wer hat Angst vor Virginia Woolf* vorführten. Hier eine Kostprobe:

»Martha (vor dem Kollegen ihres Mannes und seiner Frau): George hatte keinen … keinen Mumm in den Knochen … er war zu wenig draufgängerisch. Kurz, er war ein … Versager! Ein großer … dicker … fetter … Versager! … Und ich bin mit dem Versager sitzen geblieben … der die Tochter des Schulpräsidenten heiratete; von dem etwas erwartet wurde, der sich als Niemand entpuppte, als

Bücherwurm, als verträumter, zerstreuter Professor; aus dem nichts geworden ist…

George singt: Wer hat Angst vor Virginia Woolf, Virginia Woolf, Virginia Woolf…«[71]

Am Nebentisch, in der fröhlichen Damenrunde, geht es weniger dramatisch zu: »Und ich sag euch: Bei jedem Schnupfen geht er zum Arzt!«, »und meiner erst…« Besonders ulkig ist das, wenn der betreffende Mann dabei sitzt.

Michal war Königs- und Vatertochter, hat aus ihrer Mitgift aber nie etwas machen können oder gemacht, ihr bleibt wie »Martha« nur der Vergleich mit dem mächtigen Vater und die Nörgelei. Sie ist ihre einzige Waffe in einer unentrinnbaren Situation. Diesen Typ Frau kennen wir aus Boulevardmagazinen als geschiedene Ehefrau eines Popstars oder Sportlers, die dann Millionen verlangt. Dank Emanzipation und zunehmender Berufstätigkeit von Frauen – und hier dürfen die Männer Alice Schwarzer dankbar sein – ist er aber auf dem Rückzug. Er hat noch Reservate.

Selten sah ich so traurige Menschen
wie zwischen den Seen.
Sie reisen nach Interlaken,
um in Interlaken gewesen zu sein.
Dehnt sich der See,
in den sich Wasserfälle ergießen,
wird der Blick in ein älteres Reader's Digest versenkt,
»Anna Karenina« lesbar gemacht:
Ehebruch lohnt nicht,
nicht Leidenschaft.
Vom Bahnhof fährt sie ein Taxi
ins Beau Rivage
auf einen Tee.
Amerikanerinnen.
Hanseatinnen sind noch erregbar,
über den Kellner,
tropfende Hähne,
dass es am Buffet
keine Kirschmarmelade mehr gibt.

Gerade in einer der schönsten und teuersten Gegenden der Schweiz, der Jungfrau-Region, sind mir immer wieder mittelalte Touristinnen der amerikanischen und deutschen Mittelschicht aufgefallen. Dreitausender, Wasserfälle, Gletscher scheinen sie kaum zu beeindrucken, ihre kleineren Kinder schauen bei der Bergbahnfahrt nicht vom Gameboy auf, beim Abendessen schweigen sich Mann und Frau gepflegt an, bis die Frau das Wort ergreift und sich mit fast überschlagender Stimme beim Personal beschwert: über das zu schlichte Menü, den Service. Das sei zu teuer bezahlt – ja was, das bisherige, scheinbar komfortable Leben mit eigener Jugend, Vitalität, Kreativität? Aber so sind wir ja zum Glück nicht, vielleicht nur ein bisschen.

Eine feinere Form der Gegenwehr ist die Ironie, wie sie auch Michal in ihrer Anrede gebraucht. Ironie ist eine wunderbare Waffe, die auch passagenweise in diesem Buch zum Einsatz kommt, sie ist das Pflaster auf Verletzungen. Wie die Satire ist sie Kampfmittel in einem ungleichen Kampf, reizt sie ein totalitäres System mit Nadelstichen – nur im partnerschaftlichen Grabenkampf ist sie völlig ungeeignet. Viele Frauen können ihre Männer herzerfrischend parodieren – an ihren Lebensverhältnissen ändert sich nichts. Michal bleibt bis an ihr Lebensende kinderlos, auch Martha kann keine Kinder bekommen und George mordet rachsüchtig den von beiden erfundenen Phantasiesohn. Die Unzufriedenheit zu kultivieren gebiert keine Kreativität. Sie ändert den Mann nicht, der sich entzieht und ändert die Frau nicht. Wo Unzufriedenheit mit dem eigenen Leben aus einer unterdrückten Flamme herrührt, sollte diese zum Leuchten gebracht werden, notfalls auch etwas verbrennen, aber nicht zum Sengen benutzt werden. Das hält sie nur klein und führt schließlich zum Erlöschen. Wie Unzufriedenheit eine verändernde Kraft sein kann, zeigt eine andere Gestalt aus dem Geschichtenkreis um König David.

Vielleicht kennen Sie auch einen Menschen, der Ihnen nichts getan hat, den Sie aber nicht mögen, dessen Lebensweise sie verabscheuen, der Sie maßlos aufregt. Welche in Ihnen verborgene Seite repräsentiert dieser Mensch?

Könnten Sie ihr eine Stimme geben, sie vielleicht auch zumindest zeitweilig leben lassen?

Abigail: Eine Frau bricht aus

In eine Männergeschichte, dem Abenteuerzyklus über den Aufstieg des späteren König David, ist eine Emanzipationsgeschichte eingebettet, die Geschichte der Abigail (1 Samuel 25). Ihr Alter wird nicht genannt, aber ihre Lebensumstände lassen auf eine Frau mittleren Alters schließen und ihr Schicksal ist so spannend, dass es der Adaption durch einen Martin Walser würdig wäre.

Abigail ist seit Jahren mit dem zwar grobschlächtigen, aber äußerst erfolgreichen und begüterten Nahab verheiratet. Eines Tages, anlässlich der jährlichen Schafschur, die das Vermögen des Herdenbesitzers Nahab begründet, tauchen bei ihm Schutzgelderpresser auf: »Zahle, dann passiert deinen Herden und Hirten nichts.« Nahab ist ungeheuer tapfer und weist die Erpresser ab. Abigail erfährt davon und ist tief beunruhigt – denn dies bedeutet Krieg, Gefahr für die Arbeiter, die Familie. So rafft sie die Schutzgeldsumme zusammen und macht sich selbst auf den Weg zum einfordernden »Paten« – es ist der junge David, der sich als Söldner und Desperado in der Wüste versteckt hat. Er nimmt ihren Tribut entgegen und verspricht, entgegen seiner ursprünglichen Absicht, Nahabs Herden zu verschonen. Der ahnt unterdessen nichts, sondern isst und trinkt fröhlich, bis er vom Treiben seiner Frau erfährt. Dies macht ihn krank und innerhalb kurzer Zeit stirbt er. Abigail aber macht sich auf, um David zu heiraten und sein Leben zu teilen. Gut geht ihre Geschichte nicht aus: David hat mehrere Frauen und schreckt auch in Zukunft vor Ehebruch und Mord nicht zurück. Zwar wird er König, aber Abigail verschwindet nicht weiter erwähnt in seinem Harem.

Die Bibel berichtet dennoch voller Sympathie über diese Frau. Sie hat, ohne Rücksicht auf die Folgen, den Ausbruch gewagt. Dem muss wohl eine längere Unzufriedenheit vorausgegangen sein, denn es bedarf eines Auslösers von außen, einer akuten Krisensituation, um sie tätig werden zu lassen. Der behütende »Pate« verlangt sein Schutzgeld, das heißt alte Schutzmechanismen funktionieren nicht mehr, bisher heile Welten brechen zusammen. Das kann der Verlust des Arbeitsplatzes sein, das Zerbrechen einer Ehe, eine Krankheit – auf einmal ist der Punkt gekommen, an dem es nicht so weitergeht. Nicht immer muss es so dramatisch sein.

Zum Beispiel Evamaria. Nach ihrer freundschaftlichen Scheidung lebte die eher unterkühlt wirkende Frau jahrelang allein, widmete sich ihrem Beruf, hatte Erfolg. Dann verliebte sie sich mit 45 Jahren in einen gleichaltrigen Mann, nennen wir ihn Miguel. Irgendwie passte er nicht zu Evamaria. Miguel war zweimal geschieden, hatte eine feste Freundin (nur wegen der Kinder), war laut Evamaria ein fantastischer Liebhaber und sie verliebt wie in jungen Jahren nicht. Die Beziehung gestaltete sich leidenschaftlich, wenn auch nicht unbedingt glücklich. Immer gab es etwas anderes: Miguel hatte noch andere Frauen, Miguel hatte angeblich keine Zeit usw. Evamaria verschmachtete am stummen Telefon, stellte ihren beruflichen Erfolg und ihr Leben in Frage. Jegliche Kritik an Miguel war aber strengstens verboten und wurde von Evamaria mit großer Aggressivität geahndet. Einmal konnten wir sogar einen Blick auf den so Verehrten werfen, als er morgens unrasiert und sichtlich verkatert zum Briefkasten taperte. Wir verstanden Evamaria einfach nicht, sie sich selbst wahrscheinlich noch weniger. Dann suchte sie wegen einer beruflichen Entscheidung eine Beratung auf, nur um das Gespräch nach kurzer Zeit auf das Thema Miguel zu lenken. »Der Mann interessiert jetzt nicht«, sagte die Beraterin und Evamaria war immerhin so klug, die Beratung nicht abrupt abzubrechen. Mit der Zeit stellte sich aber heraus, dass »Miguel« eigentlich ein bisher unterdrückter Teil ihrer selbst war, ihr unvernünftiger, emotionaler, wagemutiger und amoralischer Schatten. »Es war, als sei ein Ventil explodiert«, hatte sie ihre erste Begegnung mit Miguel geschildert, die wohl eher eine Begegnung mit sich selbst war. Diese Erkenntnis wuchs sehr langsam. Nach einem erneuten heftigen Streit (mit einer anderen geflirtet), hielt es Evamaria nicht mehr aus und vertraute ihre Gedanken einem Tagebuch an. Daraus entstanden Gedichte und kleine Geschichten, die zuletzt nichts mehr mit Miguel zu tun hatten. Evamaria lebt sinnlicher, kleidet sich erotischer, gönnt sich auch einmal etwas Unvernunft. Das Schreiben ist ihr ein wichtiges Anliegen geworden, das sie auch ausleben kann, nachdem sie einige – wenn auch prestigeträchtige – Aufgaben an einen Kollegen abgegeben hat. Miguel hat sie seit einem Jahr nicht mehr gesehen. Das Thema darf trotzdem in ihrer Gegenwart nicht angesprochen werden.

Ob Miguel oder David – beide sind »Übergangsobjekte«, über die eine Frau unterdrückte, vernachlässigte Anteile ihrer selbst entdeckt und befreit. Dazu ist kein männlicher Befreier nötig. Clarissa Pinkola Estés berichtet von bei jüngeren und älteren Frauen häufig auftretenden Bedrohungsträumen: Kerle, Monster, Schutzgelderpresser dringen ins Haus ein und die Frau will nur eins: fliehen! Estés interpretiert diese Nachtgestalten als Energieräuber in der eigenen Seele, die endlich erkannt werden müssen. Abigails »Verrat« an dem fressenden, brutalen Ehemann geschieht ebenfalls in der Nacht. Der Abenteurer in der Wüste ist auch der erlebnishungrige Teil in ihr, der bisher geschlummert hat. Sie sucht ihr Heil in der Flucht und im jüngeren Mann. Deshalb gelingt die Flucht auch nur unvollständig. Die Bibel deckt zwar einen Mantel des Schweigens über ihr weiteres Schicksal, aber das spricht für sich. Sie ist wieder in dieselbe Männerfalle getappt, weil sie sich auf eine bloße Änderung der Situation durch einen anderen Mann, aber nicht auf sich selbst verlassen hat.

Müdigkeit

Die Bibel, das erste Testament, kennt auch die Geschichte einer typischen Midlife-Crisis. Ihr Held ist »natürlich« ein Mann. Das ist den patriarchalischen Verhältnissen geschuldet und die Sinnkrise, die den tatkräftigen Elia ereilt, kann genauso gut Frauen treffen – die Managerin, »Karrierefrau«, Hausfrau oder Sozialarbeiterin. Deswegen sei sie hier erwähnt. Prophet Elia ist ein Macher und Erfolgsmensch. Der Höhepunkt seines Schaffens besteht deshalb auch in der Unterdrückung des heidnischen Baal-Kultes und der Abschlachtung seiner Priester. Nicht immer ist sein Schaffen so rabiat: Er kann auch das Ende schwerer Hungersnöte prophezeien. Dies hilft ihm nicht, denn die Königin Jezebel, die ihm an Tatkraft in nichts nachsteht, trachtet ihm nach dem Leben, so dass er in die Wüste flieht:

»Er ging aber in die Wüste eine Tagereise weit und kam und setzte sich unter einen Wacholder und wünschte sich zu sterben und sprach: Es ist genug, so nimm hin, Herr, meine Seele; ich bin nicht besser als meine Väter. Und er legte sich hin und schlief unter dem Wacholder. Und siehe, ein Engel rührte ihn an und sprach: Steh auf und iss! Und er sah sich um, und siehe, zu seinen Häupten lagen ein geröstetes Brot und ein Krug mit Wasser. Und als er gegessen und getrunken hatte, legte er sich wieder schlafen. Und der Engel des Herrn kam zum zweiten Mal wieder und rührte ihn an und sprach: Steh auf und iss! Denn du hast einen weiten Weg vor dir.« (1 Könige 19, 4-7).

Ein den Erfolg gewohnter Mensch wird müde. Äußere Umstände – ein Chef, ein jüngerer Abteilungsleiter, der ihm oder ihr vor die Nase gesetzt wurde, oder »Jezebel« als der sowohl antreibende wie zerstörerische Anteil in ihm selbst treiben ihn in die Wüste. Die Wüste ist in der Bibel immer auch der Ort der Selbstbegegnung, der Versuchung, der Ort den man durchqueren muss, bevor sich eine neue Aufgabe auftut. Elias Versuchung heißt: Liegen bleiben! Schlafen! Angeschlagensein, Müdigkeit sind Merkmale der Wechseljahre. Sie sind die Reaktion des Körpers auf die schwere Aufgabe der Hormonneuregulation, deuten aber auch an, dass die Seele eine Ruhepause braucht. Sie ist lebensmüde, nicht, dass man sterben will wie Elia, aber doch müde vom Leben, von dem man nach 40 bis 60 Jahren einiges erfahren hat. Das Gefühl von Vergeblichkeit stellt sich ein. Ein Engel, der tatkräftig Hilfe schafft, nutzt auch nichts: Er soll einen in Ruhe lassen, nicht schon wieder mit neuen Aufgaben kommen, man will einfach nur schlafen. Der Engel ist hartnäckig: Du wirst noch gebraucht! Das kann doch nicht alles gewesen sein! Jetzt mach schnell, wer weiß, wie viel Leben du noch vor dir hast! Schau auf deine alten Ressourcen, Wasser und Brot, die Grundnahrungsmittel – na bitte, du schaffst es doch wieder. Und Elia rennt.

Die Geschichte geht weiter. Elia wird durch die Hilfe des Engels so gestärkt, dass er 40 Tage und Nächte in der Mitte der Wüste weiterwandern kann. Das Gefühl der Vergeblichkeit hat ihn nicht verlassen. Dann begegnet er mitten in der Wüste Gott. Er erlebt einen Felsen umstürzenden Sturm, ein Erdbeben, ein Feuer und alles beeindruckt ihn wenig.

»Und nach dem Feuer kam ein stilles, sanftes Sausen. Als das Elia hörte, verhüllte er sein Antlitz mit seinem Mantel und ging hinaus und trat in den Eingang der Höhle.« (1 Könige 19, 13).

Ein Mann, eine Frau wie ein Erdbeben sein – wer hätte sich dies nicht wenigstens einmal gewünscht. Das Feuer als innere Lebenskraft spüren, für etwas brennen. Wild und stürmisch sein! Und dann ist das Feuer niedergebrannt. Auch in diesem Buch ist immer wieder vom Feuer der Leidenschaft und Kreativität die Rede. Solch ein loderndes Feuer kann auch niederbrennen. Gerade beruflich und familiär sehr engagierte Menschen erleiden einen Burn out. Andere kommen glimpflicher davon: Es tut »nur« der Rücken weh, die früher spielend bewältigte Laufstrecke nötigt ein Schnaufen ab, eine bei Diskussionen mit Rotwein oder Tanzen verbrachte Nacht wirkt nicht mehr belebend, sondern lässt mit starken Kopfschmerzen erwachen. Himmel hilf, manches »geht nicht mehr«. Aber ich war doch früher so energiegeladen! »Keine Angst, das kommt wieder. Nicht mehr in der Form, aber es kommt«, trösten mich meine 60-jährigen Freundinnen. Gerne möchte ich ihnen glauben, aber im Moment ist Wüstenzeit, die fröhliche Stadt ist verlassen, statt Oase ist nur ein mickriger Wacholder da und der Ausgang ist ungewiss. Alles, selbst die eigene Religiosität, der leidenschaftliche Einsatz, scheint vergeblich. Was tröstet? Der Schlaf, die ganz einfachen Genüsse: Wasser und Brot. Sie helfen zum Überleben. Genug ist das nicht, denn sobald der Prophet aus der Betäubung erwacht, kommt es zur Krise: Sturm, Feuer, Erdbeben. Doch diese wilden Energien sind nicht das Wesentliche: Erst das milde, sanfte Sausen zeigt die Nähe Gottes an. Der erstaunte Erfolgsmensch erfährt, dass gerade diese bisher geleugnete Seite in ihm ihm Kraft gibt, die Sanftheit, die Verletzlichkeit, das Nichtstun. Der Schlaf unter dem Wacholder ist kein Powernapping, sondern verwandelt. Schlaf und Nichtstun sind auch im Märchen bewährte Hilfsmittel: Der schönen Vasilissa hilft ein von der Mutter geschenktes Püppchen, unmögliche Aufgaben, die die bereits mehrfach erwähnte Baba Jaga gestellt hat, zu bewältigen. Im Märchen *Der Trommler* besiegt der Held Riesen und besteigt durch List einen Spiegelberg; die Aufgaben, einen Teich mit einem Löffel auszuschöpfen und mit einem stumpfen Messer einen Wald zu roden und zu schroten, er löst die eigentlich von ihm zu befreiende verzauberte Prinzessin, während er schläft. Das Püppchen, die bisher verzauberte sanfte Kraft, der laue Wind – sie können ihre Macht zeigen, wo Feuer und Energie versagen, Flaute und Windstille herrschen. Die Müdigkeit der Wechseljahre muss keine vertane Zeit des Nichtstuns und der Schlappheit sein, sie kann uns helfen, die vergessenen, sanften und passiven Kräfte in uns zur Entfaltung zu bringen.

- *Wüste, Müdigkeit, Überdruss – kenne ich das aus meinem Leben? Wie bin ich bisher wieder aus der Wüste gekommen? Welcher Engel hat mir geholfen?*
- *Gab es in meinem Leben Sorgen und Probleme, die sich fast über Nacht aufgelöst haben? Was lerne ich daraus?*
- *In jedem Leben gibt es Niederlagen und Verletzungen. Wie bin ich daraus hervorgegangen? Was hat mich gestärkt: meine innere Energie, mein Durchhaltevermögen, meine Sensibilität? Was habe ich daraus gelernt?*
- *Schweigen, Stille, Einsamkeit, Flauten – halte ich das aus? Was erwächst mir daraus, wenn ich sie nicht mit Aktivität, Ablenkung und Lärm bekämpfe?*
- *Es ist schön, als Powerfrau zu gelten. Wer bin ich, wenn ich das nicht mehr bin? Erschreckt mich der Gedanke?*

Powermann Elia erholte sich wieder. Nachdem er die Sanftheit Gottes entdeckt hatte, fühlte er sich wieder stark und ging mutig neuen Aufgaben entgegen. Die eigene Schwäche und Sanftheit zu entdecken heißt nicht, sich hinfort kraftlos durchs Leben zu schleppen und dem Nichtstun zu huldigen. Die verborgene Seite hilft viel mehr zur Ganzwerdung und zum Aufbau neuer Energie.

Perlensucherinnen

Im Neuen Testament werden in Gleichnissen Frauen wie Männer als Vorbilder geschildert. Ein Beispiel aus der häuslichen Welt:

Welche Frau, die zehn Silbergroschen hat und einen davon verliert, zündet nicht ein Licht an und kehrt das Haus und sucht mit Fleiß, bis sie ihn findet? Und wenn sie ihn gefunden hat, ruft sie ihre Freundinnen und Nachbarinnen und spricht: Freut euch mit mir, denn ich habe meinen Silbergroschen gefunden, den ich verloren hatte. (Lukas 15, 8-9).

Das Gleichnis soll am Beispiel der suchenden Frau die suchende Liebe Gottes demonstrieren. In anderen Gleichnissen wird die Suche von Menschen, einem Bauern und einem Kaufmann, nach einem Schatz und einer Perle geschildert, die Suche nach dem, was einem am wichtigsten ist im Leben (vgl. Matthäus 13, 44-46). Solche Perlen kann man suchen wie die Frau den Groschen oder zufällig finden. Man kann sie aber auch vergraben. Eines der düstersten Gleichnisse im Neuen Testament, die Geschichte von den anvertrauten Talenten, schildert, was dann geschieht. Sie handelt ausschließlich von Männern, ist aber auf jeden Menschen übertragbar und gibt eine Lebensproblematik wieder, wie sie in der Lebensmitte und im höheren Alter auftritt. Die Geschichte: Drei Männer erhalten von einem Herrn jeweils eine Geldsumme (»Talente«), die sie verwalten sollen, solange er außer Landes ist. Zwei von ihnen ziehen sofort los, um mit dem Geld zu handeln und es zu vermehren. Dem dritten ist alles zu ungewiss: ob der Herr überhaupt wiederkommt, in welcher Verfassung, wie das wohl gemeint sei mit dem Geld... Er vergräbt sein Talent. Dann kommt der Herr wieder und fordert die Zinsen ein – die beiden erfolgreichen Männer werden belohnt. Der dritte hat nicht mit seinen Pfunden gewuchert und gibt das Geld zurück: Siehe, da hast du das deine! Zur Strafe wird er in Kälte und Finsternis geworfen (vgl. Matthäus 25, 14-30).

Wegen des schlimmen Endes ist dieses Gleichnis oft als erschreckendes Beispiel schwärzester christlicher Pädagogik missverstanden worden, als Leistungspeitscherei auch im Glauben. Aber wir kennen doch Menschen, die in der Kälte und Finsternis der Depression leben, mir begegnen sie manchmal in der Altenheimseelsorge: die Frauen, die ihre Bedürfnisse zugunsten anderer lebenslang zurückstellten, diejenigen, die sich nie zu sündigen trauten, die immer wieder ihre Wünsche und Träume aus Angst vor den Folgen vergruben und jetzt hart und verbittert sind. Auch unabhängig vom Glauben gilt: Unterdrückte Talente rächen sich. Der dritte Mann ist auf dem Schatz seines Lebens sitzengeblieben, zum Schluss wirft er das Geschenk des Lebens dem Herrn trotzig vor die Füße. »Niemand brauchen und sich nicht brauchen lassen ist Lebensgeiz.«[72] Dann wird es finster und kalt. Trotz dieser Drohung will das Gleichnis aber ermutigen: zu einem Leben, das sich verschwendet, in dem die jeweils eigenen Talente zur Entfaltung kommen – gegen alle Angst vor den Folgen, möglichem Ungeliebtsein, Verlust. Dies sei auch all jenen Theologen gesagt, die »Selbstverwirklichung« immer noch als »Sünde« deklarieren.

Wer bis jetzt seine Talente und Träume begraben hat, sollte sich ans Ausgraben machen, die Krise der Wechseljahre macht die begrabende Erdschicht dünner, macht sensibler und empfindlicher.

- *Was sind die Perlen meines Lebens? Das können Werte wie Glaube, Familiensinn, Freiheit, Freundschaft sein. Kann ich diese Werte im Alltag leben?*
- *Mein Talent: Gibt es etwas, was nur ich in dieser Weise kann? Welches Können, Wissen, welche Wünsche habe ich bisher vergraben?*
- *Wo liegt mein Talent vergraben: unter der Decke von Angst, dem Gerümpel zu vieler Verpflichtungen, der Mutlosigkeit?*
- *Wie kann ich es heben? Wer hilft mir dabei? Gibt es hier Helferinnen oder muss und kann ich mich ganz auf mich selbst verlassen?*

Die Bibel zeigt uns Menschen in der Lebensmitte ungeschminkt: sie sind müde, eifersüchtig, nörglerisch, abenteuerlustig, mutig, frei. Sie fallen hin, stehen auf und fallen wieder, um weiterzulaufen. Nichts gelingt ihnen ganz, immer nur ein bisschen. Weise und lebenssatt ist keiner von ihnen – sie brechen aus und auf und wissen nicht, wohin. Da gibt es keine Lebenshilfe, keine Rollenvorbilder von würdigen, weisen, frommen Alten. Aber vielleicht ist gerade dies die Botschaft: dass es keine eindeutige Botschaft, keine Glücksformel gibt, nur das Vertrauen in die eigene Schwäche und das mutige Weitergehen.

Rituale für die regellose Zeit

Vom Mondzyklus zum Jahreszyklus

Fast alle Religionen kennen Rituale für Übergangszeiten im Leben, denn in ihnen ist der Mensch am gefährdetsten: Die Geburt, der Übergang vom Kindes- zum Erwachsenenalter, Verbindung mit einem anderen Menschen, Tod. Für den Übergang in das Alter, für den »Wechsel« gibt es in unserem Kulturkreis keine Rituale. Dabei bräuchten wir gerade jetzt ein festes Geländer, an dem wir uns festhalten können. Manchen reicht es, sich auf ihre ganz persönlichen »Rituale« als Stabilitätsfaktoren zu verlassen: Den obligatorischen Milchkaffee am Morgen, den *Tatort* am Sonntag, das jährliche Martinsgansessen mit den Freunden. Aber der Übergang von einer Lebensphase in die nächste ist so bedeutend, dass wir ihn nicht verschämt verstecken sollten. Ich denke dabei nicht an ein eigens zu kreierendes

»Übergangsritual«, geschieht doch der Übergang schleichend und als mehrjähriger Prozess, sondern an eine Neuorientierung am Bewährten: dem bewussten Erleben der Jahreszeiten, der Vertiefung herbstlicher religiöser Feste und zuletzt dem Finden eines privaten Rituals.

Wenn wir wieder hektisch im Terminkalender herumstreichen und nicht wissen, wie wir mit den vielen Aufgaben zurechtkommen sollen, vergessen wir oft, dass wir nicht nur in einer voranschreitenden, messbaren Zeit leben, sondern auch in der zyklischen Weltzeit.

Die »Weltzeit« ist die von der Natur vorgegebene Zeit, sie ist zyklisch im Kreis der Jahreszeiten, in den Mondphasen, dem Umlauf der Erde um die Sonne. »Fortschritt« kam auf, als Menschen ihre Zeit zunehmend als lineare, auf Zukunft gerichtete Zeit verstanden und gestalteten. Dies ist die verfügbare, gestaltbare Zeit, in der sich Menschen von den Zyklen emanzipieren: Wir können heute durch Reisen dem Winter entkommen, Obst und Gemüse gibt es über das ganze Jahr hinweg, vom Spargel im Dezember bis zu Erdbeeren im Herbst, auch das Fernsehprogramm endet nicht mehr mit Nationalhymne und Testbild, sondern läuft rund um die Uhr weiter. Dieses Mehr an Zeit trägt gleichzeitig zur Verarmung des subjektiven Zeiterlebens bei: Wo es viele Möglichkeiten der Zeitgestaltung gibt, bleibt »keine Zeit«, will man nicht verzichten, die scheinbare Unabhängigkeit von der Natur zerstört diese.

Ich glaube nicht an wesentliche Unterschiede von Mann und Frau, doch durch den Menstruationszyklus sind Frauen stärker in die »Weltzeit« eingebunden, in den Kreislauf von Werden und Vergehen. Trotz Aufklärung und Emanzipation wird die Periode heute der linearen Zeit untergeordnet, sie soll nicht stören oder gar zu riechen sein bei der Arbeit oder in der Freizeit. Und dann stört sie auf einmal gar nicht mehr und erlischt. Manche Frau mag froh darüber sein, »das« endlich los zu sein, unbeeinträchtigt beruflich noch einmal durchstarten zu können, aber etwas fehlt. Vielleicht haben Rentnerinnen solch ein Gefühl, die, nachdem sie sich lange darauf gefreut haben, dem Arbeitszwang zu entkommen, vor einer Reihe öder, kaum unterscheidbarer Tage stehen; Arbeitslose kennen dieses Gefühl schon lange.

Um nicht in Gleich-Gültigkeit zu verfallen, helfen an der Weltzeit orientierte Rituale. Durch das Ende des Monatszyklus werden wir ja nicht aus der Weltzeit entlassen, sondern richten die Aufmerksamkeit von privaten Zyklen auf die kosmischen. Nicht mehr die einzelnen Monate, die Jahreszeiten gewinnen an Bedeutung. Sie bewusst zu erleben, anstatt sie in einer Fülle von Aufgaben, Dienstreisen, Vergnügungen untergehen zu lassen und alle Lebensfreude für das Reservat einiger Urlaubswochen aufzusparen, kann unser Leben tiefer machen und das Zeiterleben intensivieren. Dadurch kann eine neue »Fruchtbarkeit« erwachsen: Wer sich auf jahreszeitliches Gemüse und Obst und damit Produkte aus regionalem Anbau beschränkt, gewinnt dadurch nicht nur mehr Geschmack an der Zeit, sondern übernimmt auch politische Verantwortung. Auch Männer scheinen die Kraft der Rückkopplung an Natur und Jahreszeiten zu ahnen, in meinem gleichaltrigen Bekanntenkreis ist jedenfalls der Trend zum Schrebergarten ausgebrochen. Statt der neuesten Cocktail-Bar werden jetzt winterharte Stauden und Standorte für Tomatenstöcke diskutiert und dies hat nicht nur mit einem »Gesetzterwerden« zu tun.

Eine eher weibliche Form, die eigene Kraft in rhythmischer Bewegung zu erfahren, ist der Tanz. Kurse für Bauchtanz und Reigentänze werden vor allem von älteren Frauen besucht, die ihre Weiblichkeit kraftvoll erleben wollen. Diese Form des Tanzes ist ein fast typisches Ritual der Lebensmitte, denn jüngere Menschen finden uns dabei oft lächerlich. Das ist ihr gutes Recht. Lächerlich sein, heißt leicht sein und leichte Menschen, die gut tanzen können, mögen die Engel.

Das Leben feiern: Feste im Altweibersommer des Kirchenjahres

Übrigens Engel: Wer noch religiös erzogen wurde oder sich der christlichen Religion verbunden fühlt, ist noch in einen größeren, die Weltzeit übersteigenden Zyklus eingebunden. Das Kirchenjahr verbindet, wie auch die Festzyklen anderer Religionen, die Jahreszeiten mit Festen und Gedenktagen, die an die Geschichte der Religionsgemeinschaft erinnern. Die natürliche Zeit wird so in eine Natur und Individuum übersteigende eingeordnet. Legen wir unser individuelles Leben an diesen Maßstab an, so sind wir jetzt auf der Schwelle vom Spätsommer zum Herbst. Die Sommerzeit ist rar an kirchlichen Festen und relativ eintönig: Ab Pfingsten, dem Fest der Begeisterung, sind alle Sonntage bis zum Advent nummeriert und tragen den langweiligen Namen »Xter Sonntag nach Trinitatis«. Darin gleichen sie dem Lebenssommer. Wo sind nur die Jahre geblieben, fragt sich manche? In der evangelischen Kirche sind die Sonntage bestimmten Themen gewidmet: der Sorge für sich selbst und andere. Sie drücken damit zugleich eine Art Spiritualität des Erwachsenenlebens aus: dem Aus-sich-heraus-Gehen und der Übernahme von Verantwortung in Beruf, Familie, Kultur und Politik. Ich schreibe hier bewusst »Spiritualität«, denn oft wird diese Zeit als religiöse Dürrezeit gesehen, in denen Menschen »nicht in die Kirche gehen« oder für Ehrenämter keine Zeit haben. Wir können darin aber auch eine Art »Weltfrömmigkeit« sehen, eine eher nach außen gewandte, tatkräftige Religiosität des Alltags.

Aber nun sind wir an der Schwelle zum Herbst. Das heißt, dass wir Abschied nehmen müssen, aber auch Neues empfangen: Die Welt wird bunter und die Festtage nehmen wieder zu.

Allen voran das *Erntedankfest*, das in seiner Sinnlichkeit auch kirchenferne Menschen und eingefleischte Großstädter berührt. In der Lebensmitte können wir erste Früchte des bisherigen Lebens ernten, für Erreichtes und Erlebtes dankbar sein. Manche Felder sind abgeerntet und müssen nicht mehr bestellt werden. Um sich bei voller Scheune bequem zurückzulegen, ist es allerdings noch zu früh. Manche Spätlese wartet und Sträucher, Bäume und Beete müssen auf den Winter vorbereitet werden oder auf das nächste Jahr, wo vielleicht andere als wir die Früchte ernten werden. Erntedank ist auch das Fest der Tiere: Vögel, Mäuse und Insekten, die sich an den überflüssigen und überreifen Früchten gütlich tun, ohne verjagt zu werden. Diese Großherzigkeit können wir im Herbst kultivieren. Unsere Geistesfrüchte, Energien, Gaben müssen nicht mehr allein unserem Fortkommen und dem Erhalt unserer Familie dienen, sondern wir können sie offen und selbstlos hingeben lernen.

- *Was nährt mich?*
- *Wo spüre ich leiblichen, seelischen, spirituellen Hunger?*
- *Wofür bin ich dankbar?*
- *Welche Früchte kann ich nach Herzenslust genießen?*
- *Was muss noch ausreifen?*
- *Was ist abgefallen und fault? Was kann auf diesem Kompost Neues wachsen?*
- *Wer ernährt sich von meinen Früchten?*

Am 29. September ist dann das Fest des *Erzengels Michael*. Ich habe es erst in einem katholischen Pflegeheim kennengelernt und festgestellt, dass auch im evangelischen Gesangbuch noch zwei »Engellieder« erhalten sind. Man muss nicht an höhere Wesen oder Engel glauben, um sich einzugestehen, dass Leben nicht nur Planung, sondern auch immer wieder Bewahrtwerden bedeutet. Ich erlebe dies oft auf Bergwanderungen, wenn Mitwandererinnen, die »nichts mit Kirche zu tun haben«, in der kleinen Dorfkirche doch eine Kerze anzünden, zum Dank an irgendwen, eine unbekannte Kraft, die trägt.

- *Wo habe ich Bewahrung erfahren?*
- *Was schützt mich?*
- *Welche Kraft, welcher Wert leitet mich?*

Am 17. September ist der Gedenktag für eine große Frau: *Hildegard von Bingen* (1098-1179). Mit ungefähr 43 Jahren erlebte die Nonne ihre ersten Visionen von der Einheit der Welt, zeichnete diese auf, war als Klostergründerin und Seelsorgerin tätig und gilt heute als Patronin naturnaher, gesunder Ernährung. Sie ist ein Vorbild für die neue Kreativität in den Wechseljahren. Ebenso *Theresa von Avila*, (1515-1582) die im Abschnitt »Grandezza« noch näher erwähnt wird und deren Gedenken am 15. Oktober gefeiert wird. Sie ist die ideale »Heilige der Lebensmitte«, denn mit Anfang 40 änderte sich ihr beschauliches Klosterleben, und sie wurde zur Schriftstellerin, Weisheitslehrerin, Beraterin und Mentorin anderer Frauen.[73]

- *Habe ich ein Vorbild?*
- *Was will ich noch Neues wagen?*
- *Was hindert mich an der Erfüllung meiner Träume?*
- *Wo kann ich anderen Beraterin, Mentorin, Vorbild sein?*
- *Will ich das überhaupt?*
- *Einfachheit, Nähe zur Natur – kann ich das in meinem Alltag leben?*

St. Martin, der Heilige der Kinder, wird von diesen mit bunten Laternen am 11. November gefeiert. Seine Verdienste scheinen auf den ersten Blick gering: Noch als Heide und Besatzungssoldat hatte er in einer Winternacht auf dem Weg vom Wirtshaus seinen Mantel mit einem Bettler geteilt. Er nahm den Bettler nicht mit, organisierte keine warme Mahlzeit für ihn, rief nicht zur allgemeinen Abrüstung auf und holte sich auch sonst keine Frostbeulen. Für fürsorgliche, sich in Beruf und Familie selbstlos zurücknehmende Frauen und vor allem Frauen in pflegenden und helfenden Berufen ist er genau der richtige Heilige, der an das rechte Maß erinnert. Er hilft, ohne sich selbst aufzugeben, da, wo es not tut – mehr nicht. Dafür ist man ihm seit über 1000 Jahren dankbar.

- *Welche Rolle spielt Hilfe für andere, »Generativität« in meinem Leben?*
- *Kann ich auch Hilfe annehmen?*
- *Gebe ich immer »alles« oder sorge ich auch für mich?*
- *Wo würde ein halber »Mantel« genügen?*

Bußtag, Toten- oder Ewigkeitssonntag, Allerheiligen, Allerseelen – gegen Ende des Herbstes wird es ernst. Die Gedenktage klingen nach grauem Himmel, wattigen Wolken, Nieselregen und Kälte. Aha, daraufhin läuft es letztendlich hinaus.

Dabei kann der *Bußtag* symbolisch für die Aufgabe der Lebensmitte stehen, sein Leben zu reflektieren und zu entscheiden, was wichtig ist, in

Zukunft gelebt zu werden. »Buße« heißt eben nicht, sich tagelang mies und als Versagerin zu fühlen, sondern dem Leben jederzeit noch eine neue Richtung geben zu können – auch und gerade im Lebensherbst.

- *Was möchte ich in meinem Leben unbedingt ändern?*
- *Welche Sünde, die ich nicht begangen habe, reut mich am meisten?*
- *Mit wem und mit welcher Erinnerung möchte ich mich gerne versöhnen?*
- *Was möchte ich als Ungelöstes loslassen und einer anderen Macht anvertrauen?*

Und die *Totengedenken*: In der Lebensmitte müssen wir auf Verluste zurückblicken: die verstorbenen Eltern und Freundinnen und Freunde, auf an Auszehrung gestorbene Träume, Trennungen. Auch sie gehören zu unserem Leben. Sie sind nicht verloren, wir sind nicht verloren, sondern Teil eines großen Ganzen.

- *Für wen möchte ich gerne eine Kerze anzünden?*
- *Was vermisse ich von diesem von mir gegangenen, verstorbenen oder lebenden Menschen?*
- *Was hat er oder sie aus mir »herausgeliebt«?*
- *Worauf hoffe ich?*
- *Glaube ich an eine Auferstehung erstorbener Träume?*

Bedenken Sie darüber hinaus: Der Klimawandel gilt auch für den Lebenszyklus. Maiandachten, Fastentage, Auferstehung und Begeisterung gibt es auch im Lebensherbst.

Blumen für die Quellnymphen: eigene Rituale finden

»Ich bin nicht besonders religiös und in die Kirche gehe ich auch nicht«, werden Sie vielleicht sagen. Riten und Feste, die in eine Religionsgemeinschaft eingebunden sind, haben Geschichte, sie werden von tausenden Menschen vor, neben und nach uns geteilt. Das gibt ihnen Kraft. Natürlich kann jede Einzelne für sich oder in der Gruppe neue Rituale schaffen und erfinden. Diese sind dann persönlicher und individueller, haben aber nicht den Rückhalt einer langen Tradition. Angeblich »uralte« keltische oder exotische Rituale untergegangener Kulturen sind meist neueren Datums und am Schreibtisch cleverer Mitmenschen entstanden.

Kein Grund, auf persönliche Rituale zu verzichten. Besonders eindrücklich war für mich der Besuch eines Quellheiligtums im unzugänglichsten Odenwald. Über einer Quelle war dort im Mittelalter eine Kapelle errichtet worden, von der nur noch überwucherte Grundmauern geblieben waren. Auf dem ehemaligen, eingesunkenen Altar lagt ein inzwischen schon vertrockneter üppiger Wiesenblumenstrauß – zum Dank an die Quelle, die Natur, die Quellnymphen oder zur Ehre des einstmals hier verehrten Gottes. Der Blumenstrauß in dieser völlig abgelegenen Kapelle war völlig nutz- und zwecklos – und darauf kommt es bei Taten der Dankbarkeit an. Vielleicht finden Sie eigene lebensbegleitende Riten, hier eine Auswahl an Vorschlägen:

Dankbarkeit

- *Einfach so Blumen verschenken, vor ein Heiligenbild legen oder auf ein vergessenes Grab, auf einen Baumstumpf;*
- *Einmal im Monat einem fast vergessenen Menschen »von früher« eine Karte schreiben.*

Fruchtbarkeit

- *In manchen Gegenden Deutschlands kann man eine Quelle »adoptieren«, d. h. sie regelmäßig warten, säubern und am Fließen zu halten;*
- *»Guerillagärtnern«, d. h. verwahrloste Verkehrsinseln, Baumscheiben, Pflanzenkübel, Beete, Umrandungen von Bäumen säubern, bepflanzen und regelmäßig pflegen. Dies geht auch ganz legal nach Rückfrage bei der Stadtverwaltung.*[74]
- *Bäume spenden. In einem österreichischen Urlaubsort sah ich eine ganze Allee junger Kirschbäume, die laut Plakette von einer Tochter zum Gedenken an ihre verstorbene Mutter »statt Blumen« gespendet worden waren.*

Wandel

- *Einmal in der Woche etwas anders machen, einen anderen Weg zur Arbeit nehmen, auf dem Nachhauseweg eine Kaffeepause einlegen, den Wecker auf vier Uhr früh stellen und ein Vogelkonzert hören;*
- *Einmal im Monat beim abnehmenden Mond etwas von sich verschenken oder Überflüssiges zum Second-Hand-Laden bringen;*
- *Mindestens einmal im Monat etwas völlig Zweckfreies tun.*

Abschied

- *Vergangene Träume und Wünsche, die nicht mehr erfüllbar sind, verabschieden, indem man sie auf buntes Papier schreibt, zu Schiffchen faltet und auf einem Fluss oder Bach schwimmen lässt.*

Kapitel 7
Auf dem Weg ins Alter

Orientierungen

Weg ohne Weiser?

Wir stehen zwischen Tür und Angel. Diese Zwischenzeit zwischen »noch« und »noch nicht« können wir in ihrer Eigenart genießen und gestalten. Dann müssen wir weitergehen, um zu sehen, was hinter der Tür ist: das Alter. Eindeutige Landkarten für dieses Gebiet gibt es nicht, daran ändern auch das Ideal der »jungen Alten« und der »weisen Frauen« nichts, aber vielleicht gibt es persönliche Zielfotos? Dies ist gar nicht so einfach. »Noch haben die Männer uns da einiges voraus. Für sie gibt es Rollen, die auch jenseits der 60 begehrenswert erscheinen: die des Elder Statesman zum Beispiel, des Senior Consulters oder des emeritierten Wissenschaftlers«, schreibt die Journalistin Klara Obermüller.[75] Im Duden treibt sich immer noch der »Grandseigneur« herum und für schlichtere Gemüter gibt es den dirty old man, der eine gewisse schmuddelige Erotik ausstrahlt. Immerhin hat es die »Grand Old Lady« in das Wörterbuch geschafft. Obermüller: »Wo sind aber die weisen Frauen, deren Rat gesucht und deren Meinung bis ins hohe Alter gefragt ist? Spontan fallen mir die französische Politikerin Simone Veil und Hildegard Hamm-Brücher ein, wenn ich nach Beispielen suche. Die Latte, liebe Frauen, liegt hoch.«[76] Was tun, wenn frau ihr Leben lang unsportlich war? Sich in Mythen um weise Erdmütter versenken? Vielleicht ist es hilfreicher, Original statt Kopie eines Vorbildes zu sein und jede Frau hat dabei eine Helferin: die eigene Großmutter.

Leben XXL: Lob der Großmutter

Das Hotel wirbt mit
»Omas Küche«.
Meine Großmutter
kochte Gemüsebrühe mit Kutteln.

»Früher, als Kindermädchen beim Pfarrer,
gab's wenig zu essen«,
erzählte sie mir,
»einmal haben wir Mädchen
eine Wurst aus der Kammer gestohlen.
Das war keine Sünde.
Doch an Sylvester gab es marmeladegefüllte
Krapfen,
einen mit Senf.
Wenn ich hineinbiss,
habe ich mir nichts anmerken lassen.
Schmeckt gut,
sagte ich.«
Schön, wenn ein Schuss Essig die Suppe trübte.
Kam Onkel Karl zu Besuch,
gab es Pellkartoffeln mit Sahne.
»Die jüngeren Geschwister
haben mich manchmal geschlagen
nach Mutters Tod.
Lene, wir haben so Hunger:«
Oma aß immer die Reste bei Tisch,
ihr einziger Luxus:
ein Lavendelparfum und der Likör
»Schwarzer Kater«.
Zu ihrer Beerdigung gab es Streuselkuchen,
fett und schwer wie die ostpreußische Erde,
damit Zähne, Zunge, Gaumen und Hals
ihren Teil an der Trauer bekämen.

In fast jeder Kindheit gibt es wenigstens einen Lichtblick: die Oma! Ich biete oft biographisch orientierte Seminare an und jedesmal leuchten die Gesichter von Frauen auf, wenn sie von ihren Großmüttern oder einer Großmutter erzählen. Diese hatten nichts Besonderes getan, vielleicht Kuchen gebacken oder Märchen vorgelesen, manchmal noch nicht einmal das. Sie waren einfach da gewesen. Unsere Großmütter waren noch keine flotten jungen Alten, die es sich verbaten, »Oma« genannt zu werden, noch waren sie archaische »Große Mütter«. Sie hatten offene Beine und eine kleine Rente, von der sie in aller Bescheidenheit lebten. Aber die Großmutter wahrte ein Geheimnis, mit dem sie Vater und Mutter mit einem Wort zum Verstummen bringen konnte: Sie hatte Vater oder Mutter als kleines Kind gekannt! Die Mutter mochte strafen oder schmollen, die Großmutter nie. Sie wusste noch andere Geheimnisse, Märchen, Sagen, Geschichten, erlebte und erfahrene. Sie wusste um das Geheimnis von Krankheit und Schmerz. Die Großmutter war auch die Bewahrerin der Toten und ihres Gedächtnisses. Ich habe von meiner Oma die Grundlagen des Glaubens gelernt, nämlich zwei oder drei Lieder und Gebete. Das reicht für das Leben.

Meine Oma starb, als ich dreizehn Jahre alt war. In den folgenden Jahrzehnten ist ihr Bild dann etwas verblasst. Jetzt, in der Lebensmitte, ist es wieder präsent und auch bei Gleichaltrigen erlebe ich die Macht der Großmutter. Ich gebe zu, das gezeichnete »Oma-Bild« passt so gar nicht zum heutigen Leitbild der jung gebliebenen, aktiven älteren Frau. Wir sind heute besser ernährt und ausgebildet als unsere Großmütter und bleiben länger »jung« und aktiv, werden vielleicht sogar bis 70 arbeiten gehen und manchen mag das sogar gefallen. Nur »Enkel hüten« oder auf der Bank vor dem Haus oder im Park sitzen mögen die wenigsten. Und wohlwollende Menschen haben bereits ein neues Konzept für das Alter parat: die Generativität. »Generativität« bedeutet die Sorge für die nachfolgenden Generationen, denen ein Erbe hinterlassen wird, sei es in materieller Hinsicht, in Förderung und Beratung, in einem Kunstwerk. Das ist so richtig wie bemüht: Zu etwas müssen die Alten doch noch nutze sein! Erinnern wir uns noch einmal an unsere Großmütter: die Hinterlassenschaft meiner Oma sind ein paar Fotos, eine kleine Blechschachtel mit Knöpfen und ein altes Gesangbuch. Sie hinterließ weder Kunstwerke, noch Tagebücher, noch Geld. Auf ihre Ratschläge habe ich sowieso nicht gehört. Geblieben ist als innere Gewissheit, dass es Menschen gibt, die trotz eines harten Lebens dieses nicht verfluchten, sondern letztlich segneten und deren Lieblingslied kein Trauergesang, sondern das Kirchenlied »Lobet den Herren« (»der deinen Stand sichtbar gesegnet!«) war. Geblieben ist ein inneres Bild, eine innere Große Mutter, die tröstet statt straft, alles versteht und verzeiht und »Schäfchen« zu mir sagt. Um selbst zu solch einer großen Mutter zu werden, müssen wir keine Enkel oder Kinder haben, obwohl Enkel, Nichten und Neffen und auch Patenkinder das Leben ungemein bereichern. Die »Generativität« der »Großen Mutter« erweist sich im absichtslosen Wohlwollen gegenüber jüngeren Menschen, aber auch gleichaltrigen und hochbetagten Mitmenschen. Ich schreibe bewusst »absichtslos«, denn es geht mehr um ein Sein als um ein Tun. Der Unterschied wird deutlich, wenn man die große Mutter mit den Supermuttis und Nannies vergleicht, die heute die Fernsehsendungen bevölkern. Die Supermutti ist natürlich besser als andere, aufopferungsvoller, energischer, flotter und sagt den anderen

Frauen mal, wo es lang geht. Die große Mutter ist einfach da und sie selbst. Auch unsere eigenen Großmütter konnten ja launisch, kleinlich, resigniert sein – das tat ihrem Einfluss keinen Abbruch. Denn an der großen Mutter ist alles groß: Großmut, Großherzigkeit und Großzügigkeit. Deshalb konkurriert sie auch nicht mit Jüngeren oder weiß etwas »besser«. Sie kann eine misstrauische, einsame alte Elefantin sein – eine gezähmte »weiße Elefantin«, die jüngere Tiere auf ein Leben in Gefangenschaft zurichten hilft, ist sie nicht. Zwei mythische große Mütter haben wir schon kennengelernt: die misslaunige Baba Jaga und die Frau im roten Rock, die der verunsicherten jüngeren Frau beratend beistehen. Sie sind im Kapitel über Sexualität zu finden und das hat seinen Grund, denn Wohlwollen und Hilfe und Generativität fließen aus einer leidenschaftlichen, nicht beherrschbaren Weiblichkeit, nicht aus Berechnung oder Wohlverhalten (»Ich muss unbedingt etwas für die jüngere Generation tun, die zahlen ja unsere Rente«).

Grandezza: der Weg der freien Frau

Große Mutter kann, wie gesagt, auch eine Frau ohne Kinder und Enkel werden. Wem das Bild der Großmutter aber dennoch nicht recht behagt, dem sei das Bild der »Grandin« empfohlen. Ich denke dabei an eine Frau, die weder Kinder noch Enkel besaß und doch zur großen Mutter wurde: Theresa von Avila (1515–1582), spanische Adlige, Ordensfrau und Schriftstellerin. Theresa hatte sich jung und freiwillig für das Klosterleben entschieden, hielt aber weiterhin Hof und parlierte durch das Sprechgitter gern mit adeligen Herren. Der große Liebhaber ließ ihr freimütig Zeit und Theresa hatte das vierzigste Lebensjahr erreicht, als sie eine erneute »Bekehrung« erlebte. Das mystische Erlebnis führte nicht zum Rückzug in sich selbst, sondern jetzt wurde Theresa erst recht aktiv: Sie reformierte Klöster und gründete neue, visitierte diese und stand in Schriften und Beratungen jüngeren Nonnen als Mentorin und Mutter zur Seite.

Wir müssen nicht religiös oder Klosterfrau sein, um auch eine Grandin zu werden. Wie wir aus historischen Romanen oder der Adelsberichterstattung vielleicht wissen, ist das spanische Hofzeremoniell eines der strengsten und für eine Grandin gelten gewisse Regeln:

- Die Grandin zeichnet sich durch »Grandezza« aus, sie ist nach Möglichkeit groß im Denken und Fühlen.
- Sie ist höflich gegenüber Erwachsenen wie Kindern, gegenüber Tieren und der Natur.

- Sie beherrscht sich und schaut nicht höhnisch oder herausfordernd auf anderer Frauen Gesichter, Busen, Bäuche; ebenso wenig »übersieht« sie allein wandernde oder allein essende Frauen, sondern grüßt höflich.
- Angriffe und Tuscheleien (»Schau mal die, in *dem* Alter«) übergeht sie großzügig.
- Wenn sie Fehler macht, dann richtig, und sie übernimmt voller Stolz die alleinige Verantwortung dafür, ohne diese auf längst verstorbene Eltern, den Mann, die Gesellschaft abzuschieben.

Die besten Tipps stammen natürlich von der Grandin selbst. Theresa von Avila wird folgendes Zitat zugeschrieben: »Bewahre mich vor der Einbildung, bei jeder Gelegenheit und zu jedem Thema etwas sagen zu müssen.«

Eine Grandin hält natürlich Hof: in ihrer Einzimmerwohnung, der Seniorenwohnanlage, auf der Parkbank. Ich habe bei Besuchen im Pflegeheim alte, gebrechliche Frauen erlebt, deren beengtes Zimmer zur Zuflucht von Schwestern, Zivildienstleistenden, Pfarrern und Ärztinnen wurde, die nur ein paar Minuten auftanken wollten. Diese alten Frauen konnten manchmal noch nicht einmal mehr sprechen, strahlten aber soviel Herzlichkeit, Ruhe und Integrität aus, dass andere davon angesteckt wurden. Eine Grandin weckt das Große im Anderen, nicht die Kleinlichkeit.

Baumstark: Omas Lindenblütentee!

Menschen vergleichen sich gerne mit Bäumen, der alte Mensch ist der mit den meisten Jahresringen, dem dicken Stamm und den weitausladenden Ästen. Als der »weiblichste« Baum gilt die Linde, aufgrund ihrer herzförmigen Blätter und ihres süßen Blütenduftes. Die Linde ist, anders als die heroische Eiche, ein volkstümlicher Baum: Aus Volksliedern kennen wir die Dorflinde als Ort des Austausches, des Gesprächs, des Tanzes. Eine Linde ist nicht knorrig, sondern bei aller Stärke beweglich und nachgiebig, so wie der »Lind-Wurm« der bewegliche, wendige, nur schwach gepanzerte Drache ist. Unter der Dorflinde wurde Gericht gehalten und es geht die Legende, dass ihr Duft die Richter zu einem linden Urteil bewegt haben soll. Omas Lindenblütentee linderte Fieber und Schmerzen. Aufgrund der »Lindigkeit« führe ich die Linde hier auch als Symbol an. Dieses Wort gibt es im Duden schon nicht mehr, die Buchstabenäste wurden zur »Lindheit« gestutzt. Ich kenne das Wort noch aus einer alten Bibelübersetzung. Der gealterte Apostel Paulus hinterlässt in einem Gemeindebrief eine Art Testament: »Und abermals sage ich: Freut euch! Eure Lindigkeit lasset kund werden allen Menschen!« (Philipperbrief 4, 5). In heutigen Übersetzungen steht da: »Güte«. Meine Güte, was soll das genau heißen, während die »Lindigkeit« bereits wie wohlschmeckendes Öl auf der Zunge liegt und sich wohlig im Körper ausbreiten möchte! Da weiß man doch, was gemeint ist. Großmut und Großherzigkeit können gar nicht anders als in »Lindigkeit« münden, das ist Sanftheit, Nachsicht, Milde. Die Linde spendet Schatten und Trost, sie fördert Friedfertigkeit und Fröhlichkeit, sie strahlt eine betörende, sanfte Erotik aus. In Pflegeheimen erlebe ich immer wieder, dass sehr alte Menschen neben einigen Kirchenliedern auch das Lied *Am Brunnen vor dem Tore, da steht ein Lindenbaum* bis zuletzt auswendig können und es manchmal auch in einem Gottesdienst singen. Das romantische Lied vom Lindenbaum ist ja ein Abschiedslied, in dem es um Entwurzelung und die Kälte des Lebens geht, wie sie viele alte Menschen heute erleben. Da ruft die mütterliche Linde und verheißt Trost und Ruhe. Aus diesem Urbild können auch wir wachsen und Blüten und Früchte treiben. Diese kommen nicht über Nacht, sondern entwickeln sich. Wir können heute die Keime und Knospen pflegen und die lindernden Kräfte langsam reifen lassen. Dazu kann uns ein Segensspruch Hildegards von Bingen helfen[77]:

(Die Seele)
ist wie ein Wind, der über die Gräser weht,
und sie ist wie ein Tau, der auf die Keime fällt;
wie die regenreiche Luft ist sie,
die alles wachsen lässt.
Deshalb öffne der Mensch seinen guten Willen allen,
die da Sehnsucht tragen.
Ein Wind sei er im Beistand für die Elenden,
wie ein Tau sei er bei der Tröstung der Verlassenen,
wie die regenreiche Luft verhalte er sich,
indem er die Schwachen stark macht.
Mit seiner Lehre mache er sie satt wie Hungrige,
indem er ihnen seine Seele schenkt,
da er ihnen so mit allen Kräften seiner Seele aufmerksam beisteht.

Mit leichtem Gepäck: Lebensmittel für den Weg ins Alter

Es ist ein Irrtum zu glauben, wir würden automatisch mit dem Älterwerden »weise«. Wie der Jakobsweg muss der Weg ins Alter Schritt für Schritt gegangen werden; es gibt Durststrecken und wund gelaufene Füße, Gefährten und Herbergen, Irrwege und Umkehr – aber gegangen muss sein. Wenn die Landkarte auch nicht immer ganz zuverlässig sein mag, sollte frau doch genügend Proviant im Rucksack haben und diesen vor allem rechtzeitig packen. Aber was bloß mitnehmen?

Manchmal hilft ein produktiver Irrtum.

»Die Themen, die mir Lebensmitte geworden sind, sind Gnade und Gerechtigkeit«, lese ich den Theologen Fulbert Steffensky in einem Buchprospekt. Meine Augen bleiben an der »Lebensmitte« hängen und ich assoziiere sofort das mittlere Alter, bis ich merke, dass es um etwas ganz anderes geht. Ein erhellender Irrtum: Die »mittleren Jahre« sind eine Gelegenheit, darüber nachzudenken, ob wir wirklich aus unserer »Mitte« heraus leben und was diese Mitte ist. Es heißt, dass Männer Frauen mit nur leichtem Gepäck sexy finden. Die Engel auch. Was wollen wir in unserem Rucksack als wirklich nötige Lebensmittel mitnehmen? Mir selbst sind fünf Themen wichtig: Demut, Dankbarkeit, Einfachheit, Gelassenheit und Leidenschaft.

Demut

Während meiner Studienzeit in Heidelberg lag vor einer Metzgerei in der Hauptstraße täglich ein fetter Metzgershund. Dackel, die ihn nur von weitem sahen, warfen sich auf den Bauch und krochen geduckt und eilig an ihm vorbei. Das mögen viele mit dem Begriff »Demut« assoziieren. Die altchristliche Tugend hat nicht mehr viele Anhängerinnen und fristet höchstens in der SM-Szene ein anerkanntes Dasein. Dabei hat »Demut« in der Sprache der Spiritualität eine ganz andere Bedeutung. Auf Lateinisch, und das konnten die alten Mönchsväter, heißt Demut »humilitas«. Darin steckt »humus«, der Boden, oder die fruchtbare, durchfeuchtete Erde. Demut heißt, mit beiden Füßen auf der Erde stehen, wissen, dass man vergänglich und sterblich ist und das Leben dennoch und gerade deswegen zu lieben, so, wie es ist und nicht, wie es sein sollte. In der christlichen Tradition beschreiben besonders die Lieder von Paul Gerhardt diese Haltung, obwohl sie vor Lebensfreude und fast naivem Staunen über die Natur strotzen. Das bekannteste, *Geh aus mein Herz und suche Freud,* schrieb er im Alter von 47, nach damaligem Verständnis also auf der Schwelle zum Greisentum, nachdem er in einem Berliner Park zum ersten Mal eine aus Persien importierte Tulpe gesehen hatte. Das Lied endet nach 14 Strophen in dem Vers:

> *Mach Dir in meinem Geiste Raum,*
> *dass ich Dir werd ein guter Baum*
> *und lass mich Wurzel treiben.*
> *Verleihe, dass zu deinem Ruhm*
> *Ich deines Gartens schöne Blum und Pflanze*
> *möge bleiben.*[78]

Ein guter Baum trägt bekanntlich Früchte. Aber hier geht es nicht um den Nutzeffekt des Baumes, sondern um sein Wurzelwerk. Die Erkenntnis der Vergänglichkeit und der Unvollkommenheit wird zum Grund, an diesem irdischen Leben zu hängen, es zu lieben, in ihm verwurzelt zu sein und die »Wurzeln« der eigenen Lebensgeschichte, mögen sie auch noch so knorrig sein, als die eigenen zu akzeptieren. Paul Gerhardt rechnete mit einer zukünftigen Auferstehung und Verklärung, für die jede kleine Freude und jeder erfüllte Augenblick bereits ein Vorschein sei. Das führte bei ihm aber nicht zur Jenseitsvertröstung und Abwertung der Welt als Jammertal, sondern gerade in demütige Weltbejahung. Der demütige Mensch trägt den Kopf eben nicht in den Wolken, sondern schaut auf den Boden. So stolpert er auch nicht. Damit der Baum gut wachsen kann, braucht er Wasser. Die Feuchtigkeit steckt ebenfalls in der humilitas. Von ihr stammt der »Humor« ab, die Fähigkeit, der Diskrepanz zwischen Ideal und Wirklichkeit ein Lachen abzuringen.

Ist diese Haltung nur, wie es vielleicht den Anschein erweckt hat, eingefleischten Kirchgängerinnen zugänglich? Nein, meint der zwar christlich geprägte, aber bekennende Atheist André Comte-Sponville. Der französische Philosoph plädiert für eine »atheistische Spiritualität«[79] die eben diese Erfahrungen kennt: die Erkenntnis der eigenen Vergänglichkeit, die aber eingebettet sei in ein großes Ganzes, das Leben, das Sein oder das Universum. Demut, Staunen und Dankbarkeit sind Tugenden, die das Leben vor Verflachung und Abgleiten in das Gefühl der Sinnlosigkeit bewahren.

Ein später Liederdichterkollege Paul Gerhards, der äußerlich so gar nichts mit dem redlichen Pastor zu tun hat, singt ganz in dessen Sinne:

Liebes Leben, fang mich ein,
halt mich an die Erde.
Kann doch, was ich bin, nur sein,
wenn ich es auch werde.

Gib mir Tränen, gib mir Mut,
und von allem mehr.
Mach mich böse, mach mich gut,
nur nie ungefähr.

Liebes Leben, abgemacht?
Darfst mir nicht verfliegen.
Hab noch so viel Mitternacht
sprachlos vor mir liegen.

So Konstantin Wecker[80], der seinen Gruß an das Leben sendet. Comte-Sponville spricht seinen Dank in den leeren Raum der Unendlichkeit, für christlich geprägte Menschen findet der Dank in Gott einen Adressaten und ein Gegenüber.

Dankbarkeit

Die Dankbarkeit ist mit der Demut verwandt, denn wie schwer fällt es, »danke« zu sagen. Dankbarkeit heißt anzuerkennen, dass wir uns trotz Lebensplanung und Eigenwillen nicht uns selbst verdanken, sondern alles Lebenswichtige empfangen haben und in einem Netz von Geben und Nehmen verknüpft sind. Auch wenn wir noch so autonom sind, erfahren wir täglich Abhängigkeiten: davon, dass die Sonne überhaupt aufgeht und wir atmen können, von Busfahrern, Bäckern, Verkäuferinnen. Das dankbare Sein ist das unverfügbare. Die Bibel führt dazu das Bild des Raben an, der nicht sät, nicht erntet, weder Scheune noch Keller besitzt und doch ernährt und erhalten wird (Lukas 12, 26.31). Die Dächer in meinem Hinterhof werden oft von Rabenkrähenschwärmen belagert. Die Tiere sind ja nicht dumm, sie treffen Vorsorge, unterrichten ihre Jungen in allen lebenspraktischen Verhaltensweisen und wissen, sich ihr Futter zu besorgen. Leben und Flugkraft haben sie sich aber nicht selbst gegeben. Ob sie dafür dankbar sind, weiß ich nicht, sie krächzen jedenfalls täglich ihr Liedchen auf das Leben. Vieles mögen wir uns selbst verdanken. Dennoch: Trotz Planung (»Wo wollen Sie in fünf Jahren stehen?«) ist »Leben« noch etwas anderes, für dessen »Gelingen« wir nicht allein sorgen müssen. Es ereignet sich einfach so.

Der Paartherapeut Michael Mary nennt drei Machbarkeitslügen: Jugend ist machbar! Erfolg ist planbar! Reichtum ist machbar![81] »Wir wollen 120 Jahre alt werden. Wir wollen reich sein. Wir wollen Erfolg haben. Wir wollen glücklich sein«, fasst er das Bekenntnis der »Macher/innen« zusammen.[82] An Planwirtschaft ist schon manches politisches System gescheitert und man sollte das eigene Leben nicht einer Planungsdiktatur unterwerfen, sonst findet es anderswo statt. Oft ist es ja Unvorhergesehenes, manchmal sogar als schwer Erlebtes, das im Rückblick einem Leben wahres Leben einhauchte und für das wir dankbar sein können.

Das lateinische Wort für »danken« heißt »graciam agere«, und wie in der Demut der Humor, so steckt in der Dankbarkeit die Grazie. Ein graziöses Leben will geübt sein, solange Geist und Herz noch beweglich sind, sonst läuft es Gefahr, steif und starrsinnig zu werden. Wer kennt sie nicht, die Menschen, die mit ihrem Leben unzufrieden sind, die dann im Alter ständig klagen. Dankbarkeit muss spätestens jetzt, in der Lebensmitte geübt werden. Dabei können Rituale helfen. Es gibt bereits teure Coachings, in denen solche Rituale geprobt werden. Die einfachsten stammen allerdings aus den Zeiten des »Kinderglaubens« und wurden – zumindest noch in meiner Altersstufe – im Religionsunterricht geübt, sie sind also einfach und kinderleicht. Im Morgengebet dankt man dafür, dass man überhaupt noch lebt, atmet, sieht, sich bewegen kann und bittet um Beistand für den neuen Tag. Wer in der Nähe einer Kirche arbeitet oder wohnt, kennt vielleicht noch das Mittagsläuten, das zu fünf Minuten Besinnung und Rast einlädt, in denen eben nicht noch schnell Akten durchgeblättert werden, ein Brötchen verschlungen oder ein Kartenspiel am Computer gespielt wird. Im Abend- und Nachtgebet erfolgt dann der Rückblick auf den Tag, der Dank für alles Gelungene und Widerfahrene, die Bitte um Bewahrung aller, die einem am Herzen liegen oder auch nicht und das Ablegen von Sorgen, die erst am nächsten Tag wieder ihren Platz finden. Diese nicht zeitaufwändige, bewährte Praxis trägt viel zu einem zufriedeneren Leben bei. Natürlich ist Beten nicht jedermanns Ding. Man kann auch morgens vor den Spiegel treten, sich sagen »Toll siehst du wieder aus!«, mittags beim Powernapping oder Powerwalking Kraft tanken und abends ein Erfolgstagebuch über erreichte Ziele führen, wie es Zeitmanagementseminare empfehlen. Aber im Ernst: Unterbrechungen am Tag, in denen in kleinen Ritualen – und seien es die Tasse Kaffee oder die Tea Time – innegehalten und vielleicht auch gedankt wird, machen das Leben einfach graziöser. In Trauergruppen rege ich oft an, jeden Tag drei kleine Freuden in ein Tagebuch oder auf Zettel zu notieren. Dazu muss nicht der ganze Tag »perfekt« sein, das Spiegeln der Morgensonne in den Fenstern der vorbeifahrenden Straßenbahn, das perfekte Weiß der Kaffeetasse auf dem roten Tischtuch, der Dampf, der nach dem Regenschauer vom Dach aufsteigt, genügen.

Einfachheit

Das Älterwerden ist keine Zeit des Verzichts, sicher aber des Loslassens und Leichterwerdens. Dazu gehört das Wegwerfen oder liebevolle Zurücklassen nicht mehr hilfreicher Verhaltensweisen, Anschauungen und Erinnerungen. Auch dazu braucht es Übung und am einfachsten ist es, erst einmal mit dem Materiellen zu beginnen. Hierzu gibt es bereits professionelle Entrümpler, aber selbst ist die Frau. Damit ist nicht nur das Entsorgen löchriger Strumpfhosen, Kleider der Größe 36 (könnte irgendwann mal wieder passen) oder 44 (falls ich nochmal zunehme) und von 22 Holzelefanten gemeint. Ich habe einfach keinen Platz mehr und so gebe ich regelmäßig eine Tüte ausgemusterter Bücher in den Second Hand-Laden. »Das kannst du doch nicht machen«, sagt eine Freundin in einem Tonfall, als hätte ich ein hilfloses Tier an der Autobahnraststätte ausgesetzt. Bücher sind Weggefährten, aber manche dieser Lebensabschnittsgefährten waren schon immer langweilig, wurden bloß gelesen, um am Wochenende nicht allein zu sein, werden vermutlich sowieso nicht mehr aus dem Regal geholt werden, also weg damit. Die Freundin hat ja Recht: Bücher sind etwas anderes als Gegenstände, sie sind Gedankenprodukte. Daher ist ihr Aussortieren ein gutes Mittel, auch den eigenen Kopf zu entrümpeln. Die Verabschiedung überkommener Einstellungen ist schon im Kapitel über Lebensmuster beschrieben worden.

Manchmal ist das Leben selbst ein äußerst brutaler Lehrmeister:

»Eines der schönsten Zimmer, das ich je sah, befindet sich in einem Altenheim. Der alte Herr, der es sich nach dem Tode seiner Frau einrichtete, hat mit Geschmack und einer Entschiedenheit sondergleichen außer dem Notwendigen – Bett und Tisch – nur die schönsten Dinge aus der Vierzimmerwohnung behalten. Fülle ist schön. Wenn sie jedoch Ballast wird, brauchen wir Kraft, um auszuwählen, zu trennen, loszulassen.«[83]

Glücklicher alter Herr! Ich erlebe im Pflegeheim oft Menschen, die unvermittelt durch plötzliche Krankheit ihre Wohnung aufgeben mussten und recht unglücklich sind über ihr beschränktes Dasein und den Verlust. Besuche im Altenheim, vielleicht bei den eigenen alten Eltern, führen immer wieder vor Augen, dass Altern auch Verzichten, Abgeben, Verlieren heißt. Da ist es hilfreich, im Verlust auch eine gezielte Vereinfachung zu sehen und diese beizeiten zu kultivieren. Einen Boom hat gegenwärtig der Trend, sein Leben zu entrümpeln, zu entschleunigen und zu entgiften: simplify your life. Die Literatur dazu ist bereits so reichhaltig, dass ihre Sortierung gar nicht so einfach ist, beschäftigt sich auffallend oft mit dem Thema »Geld« und richtet sich eher an besser Verdienende als an Hartz IV-Empfänger, deren Leben sich notgedrungen von selbst simplifiziert. Aber es ist nicht von der Hand zu weisen, dass sich hinter dem Wunsch nach mehr Geld, Zeit und Genuss auch ein seelischer Hunger verbirgt. Er zeigt sich manchmal in Erinnerungen an frühere Zeiten, als man noch »arm, aber glücklich« war. Natürlich war man es damals nicht tatsächlich, sondern erst im Rückblick.

Ich habe diesen Hunger sogar körperlich erlebt, als ich mir vor zwei Jahren endlich ein teureres Hotel mit eigenem Zugang zum Bodensee leisten konnte. Ich hielt es auch tapfer auf dem noch etwas zu kühlen Bootssteg aus, der gehörte ja dazu, obwohl ich nur 100 Meter weiter auf der öffentlichen Uferterrasse hätte sitzen können, aber dort womöglich von anderen Menschen, Hunden, Vögeln belästigt worden wäre. Auf einmal überkam mich ein brennendes Bedürfnis, gerade dort zu sitzen und wie früher eine trockene Hefeschnecke zu essen. Dies war nicht nur Sentimentalität. »Ich möchte jung und arm und in Mailand sein!« schrieb Martha Gellhorn an ihren Lebensgefährten Ernest Hemingway. Jung und Mailand passt – aber warum arm? Weil diese Art von Armut Herz und Geist leert und offen macht für das Geschenk des Lebens. »Einfach leben« oder »einfach sein« heißt, wieder den Hunger auf das Leben lernen. In einem 40, 50, 60jährigen Leben schleifen sich Routinen ein.

Im ICE Karlsruhe-Kassel sah ich einen jungen Studenten, dessen Gesicht vor Freude glänzte, als er – vermutlich zum erstenmal – eine Tasse Kaffee im Speisewagen trank! Wir hatten uns zu einer geschäftlichen Nachbesprechung dort getroffen und glänzten nicht. Manche Broschüren über die mittleren Jahre behaupten sogar, auch beim Verlieben ließen die Gefühle nach, weil man das alles schon kenne. »Einfachheit« wäre demnach die Diät gegen die Verfettung von Gefühlen, die Trägheit des Herzens. Sie macht innerlich arm, um wieder Hunger auf das Leben empfinden zu können.

Manche Menschen machen damit radikal Ernst, entrümpeln ihren Schreibtisch, betreiben »Down Shifting«, das heißt die Reduzierung ihrer

Arbeitszeit, um zwar weniger Geld, aber mehr Zeit für Familie, Freundschaften, Leidenschaften und sich selbst zu haben. Soviel Luxus kann sich nicht jede leisten. Es kommt auch weniger auf einen leeren Schreibtisch und biogemüsegefüllten Kühlschrank an, sondern innere Schlichtheit, ein immer noch Staunen- und Fühlen-Können.

Gelassenheit

Wer einfacher leben will, muss auch sein und loslassen können. Die »neue Gelassenheit« ab 40 ist zum Schlagwort geworden und beinhaltet, sich die spitze Bemerkung des Chefs nicht mehr tagelang nachgehen zu lassen oder beim Sex nicht mehr den Bauch einzuziehen. »Heile, heile, Mausespeck, in hundert Jahr'n ist alles weg« – das missglückte Geschäft, die verpasste Gelegenheit, die eigene Lächerlichkeit, als man neulich auf der Straße ausrutschte, sind keine lebensverändernden Katastrophen mehr. Gelassenheit, das ist die wohltuende Alternative zur schrillen Aufgeregtheit, weil der Nachbar seine Hecke im falschen Winkel gestutzt hat.

Manchmal wünsche ich mir und Gleichaltrigen allerdings etwas weniger dieser Art Gelassenheit, sondern Zorn und Wut angesichts gesellschaftlicher Ungerechtigkeiten und ökologischen Raubbaus. »Gelassenheit« ist kein Abschleifen von Gefühlen bis zum Boden der Gleichgültigkeit. Alle Meister der Einfachheit und Gelassenheit – seien es Meister Eckhart oder Franz von Assisi – haben betont, dass zur Schau gestellte Einfachheit oder Gelassenheit keine sind. Ein leerer Schreibtisch bedeutet eben nicht einen aufgeräumten Geist oder ein offenes Herz. Bei der »Gelassenheit« als spirituellem Wert geht es nur äußerlich darum, Dinge, Menschen, Besitz loszulassen, es geht um die Hingabe des eigen Ichs oder Egos. Es gibt keine vollständig gelassenen Menschen, bekennt Meister Eckhart realistisch. Und es wäre auch ein Verstoß gegen die Demut, wollten wir uns »rein«, ohne die Kleider von Gestalt, Beruf, sozialen Beziehungen, Besitz und Charaktereigenschaften definieren. Das können wir nicht, weil wir als Menschen durch diese Kleider kenntlich und konstituiert werden. Aber wir ahnen, dass wir diese Kleider nicht sind. Gelassenheit hieße dann, uns selbst als ein Geheimnis anzuerkennen.

In der Lebensmitte haben wir vielleicht endlich deutlicher erkannt, wer wir sind, und sollen dieses neu eroberte »Selbst« gleich wieder aufgeben? »Richte dein Augenmerk auf dich selbst, und wo du *dich* findest, da lass von dir ab; das ist das Allerbeste«, weiß Meister Eckhart.[84] Das macht eher ängstlich als gelassen: Rentenversicherungen werben damit, dass der

»Lebensstandard« gehalten werden könne, Anti-Aging drückt auf die Bremse körperlichen Zerfalls, Patientenverfügungen gaukeln »Autonomie bis zum letzten Atemzug« vor. Diese Rundum-sorglos-Pakte belasten unseren Lebensrucksack. Es geht mir nicht darum, jede Vorsorge abzulehnen und Leichtsinn zu predigen, aber das Altern ist eben auch eine Lebensphase des Abgebens und weniger Werdens. Wir sind auf dem Weg in die Nutzlosigkeit, irgendwann hat unser Sein keinen »Zweck« mehr. Das erweitert unser Sein, denn die ganze Schöpfung ist auf Zwecklosigkeit angelegt: »Die Ros' ist ohn warum, sie blühet, weil sie blühet. Sie acht't nicht ihrer selbst, fragt nicht, ob man sie siehet«, dichtet Angelus Silesius.[85] Momente der Zweck- und Selbstlosigkeit, kennen wir beim Spielen, beim Betrachten des Mondes, in der Freude über eine singende Amsel. In solchen Momenten *sind* wir ohne Sinn und Zweck, ohne nach dem »Warum« zu fragen. Wir alle kennen aus bewegten Jugendtagen die Unterscheidung zwischen »Haben« und »Sein«, jetzt kommt die Unterscheidung zwischen »Tun« und »Sein« dazu: »Die Leute brauchten nicht soviel nachzudenken, was sie *tun* sollten; sie sollten vielmehr bedenken, was sie *wären*... Die nicht großen Seins sind, welche Werke die auch wirken, da wird nichts daraus«, kommentiert Eckhart. Wer mit allen Fehlern »ist«, der oder die wirkt durch ihr Atmen, Essen, Schlafen, Dasein. Und wer Ego und aktives Handeln lässt, statt es ständig zu suchen, mästen und zu forcieren, gewinnt dadurch viel. Ein schönes Zeugnis solcher Selbst-Losigkeit ist die Geschichte von dem impressionistischen Maler Claude Monet, der zu seinem achtzigsten Geburtstag fotografiert werden sollte. »Kommen Sie im nächsten Frühjahr und fotografieren Sie meine Blumen im Garten, die sehen mir ähnlicher als ich«, soll er dem Fotografen entgegengehalten haben.[86]

Gelassenheit ist ein Weg, kein dauernder Zustand und mit 50 ist man wohl noch weit von Monets Erkenntnis entfernt. Es kommt vielleicht auch gar nicht so sehr darauf an, was wir loslassen, sondern, was wir dalassen. Eine Spur zu hinterlassen ist der innigste Wunsch vieler Menschen: Kinder und Enkel, vermittelte Erfahrungen, ein Kunstwerk, eine Stiftung, ein Erbe vielleicht. Der Gang über einen Friedhof, vorbei an überwucherten Gräbern belehrt eines anderen. Die wenigsten schreiben einen Klassiker oder hinterlassen eine Skulptur im Stil Michelangelos. Aus der Hospizarbeit habe ich aber die Erfahrung und Gewissheit gewonnen, dass jeder Mensch, der geht, eine Energie hinterlässt, von der andere leben können: seine Friedfertigkeit, sein schlichtes Wesen, seine Ehrlichkeit, seinen Humor. »Wenn ich nur noch einen Tag zu leben hätte« lautet ein beliebtes Aufsatzthema, das angeblich zur Besinnung anregen soll. Die meisten würden wohl Papiere ordnen, aufräumen oder gar nichts tun. Wichtiger als sich mit diesen Fragen zu belasten scheint mir, jetzt die Eigenschaften und Energien zu kultivieren, die wir »hinterlassen« könnten. Lassen wir nur Müll, eine verschmutzte Umwelt oder Unfrieden zurück oder auch dies: Güte, Nachsicht, Ermutigung? Und damit wären wir wieder bei der »neuen Gelassenheit«, dem unterlassenen Streit um die Hecke und dem Baucheinziehen: Gelassenheit kann geübt werden, wenn wir einmal auf »unser gutes Recht« verzichten, uns ein Schnäppchen des Lebens entgehen lassen, um uns auf das Wesentliche, nämlich das, was wirklich wichtig ist, zu konzentrieren.

Leidenschaft

Gelassenheit zielt nicht auf Askese, sondern auf Lebenslust. In diesem Buch ist bereits einiges über Leidenschaft geschrieben worden, über die Hingabe an das Leben. Es sei zuletzt noch angemerkt, dass in der »Leidenschaft« auch das Leid steckt. Wer dem Leben »einfach« und offen gegenübertritt, wer liebt, ist verwundbar, bis zuletzt. Leidenschaft sorgt dafür, dass aus Gelassenheit keine Gleichgültigkeit wird. Früher gab es das Vorbild des »zornigen alten Mannes«, der aufgrund seiner Lebenserfahrung immer wieder Ungerechtigkeiten entdeckte und anprangerte. Zornige alte Männer gibt es heute nicht mehr, jedenfalls nicht als Leitbild. Und zornige alte Frauen? Es ist nicht garantiert, dass wir automatisch weise werden, abgeklärt und froh ins Alter gleiten. »Dieser Weg wird kein leichter sein«, gibt Xavier Naidoo jungen Menschen das Geleit und dies gilt für reifere Menschen ebenso. »Doch das Leben bietet so viel mehr.« Wer wüsste dies besser als ganz alte Menschen? Die Dichterin Rose Ausländer verbrachte ihre letzten Jahre in einem Altersheim und konnte zuletzt zehn ganze Jahre lang ihr Bett nicht mehr verlassen. Sie gibt uns noch jüngeren Menschen einen Rat, der für mich die Tugenden von Demut und Einfachheit, Dankbarkeit, Gelassenheit und nicht endender Leidenschaft für das Leben zusammenfasst:

Wirf deine Angst
in die Luft

Bald
ist deine Zeit um
bald
wächst der Himmel

unter dem Gras
fallen deine Träume
ins Nirgends

Noch
duftet die Nelke
singt die Drossel
noch darfst du lieben

Worte verschenken
noch bist du da

Sei was du bist
Gib was du hast.[87]

Fazit

Alte Frauen sind gefährlich

»Was sind wir denn, was haben wir auf dieser schönen Erd?« fragt ein Kirchenlied (EG 324, 3). Ein alter Mann, George Bernard Shaw, weiß, was Männer sind: »Alte Männer sind gefährlich. Ihnen ist die Zukunft gänzlich gleich.« Und alte Frauen? Die Zukunft ihrer Kinder und Enkel, der Nachfolgenden und der Erde sind ihnen hoffentlich nicht »gleich«, im Gegenteil. Shaw meint auch keine weltverachtende Gleichgültigkeit, sondern Sorglosigkeit und Rücksichtslosigkeit angesichts der eigenen Zukunft. Frauen wissen das schon lange, werden aber nicht so oft zitiert. Etwa die dänische Autorin Karin Michaëlis, die 1910 einen heimlichen Bestseller veröffentlichte *Das gefährliche Alter* – nämlich die Jahre der Frau ab 40! Zeitungen erregten sich über »die zügellosen Gelüste einer Vierzigjährigen«, die im Buch allerdings eher in der Phantasie stattfinden. Das wildeste Gelüst der Heldin Elsie ist, keine »Verbrechen gegen ihr eigenes Wesen« mehr zu begehen.[88]

Halten wir fest: Alte Frauen und Frauen auf dem Weg dorthin sind gefährlich, denn sie wollen niemandem mehr gefallen. Erst dann können sie großzügig geben, was sie haben: Leidenschaft und Resignation, Müdigkeit, Zorn, Liebe, Hingabe und Freude – alles, was sie erlebt haben. Sie sind gefährlich. Ja, noch sind sie da. Und wie!

Um an den Anfang zurückzukommen: Die letzten Kapitel dieses Buches skizzierte ich – ganz Tradition – wieder am Bodensee. Und da sah ich sie: Eine uralte Frau im Rollstuhl, von der Enkelin, die es sich auf der Steinbrüstung gemütlich gemacht hatte, ans Seeufer geschoben. Es war Spätsommer und Abend. Die alte Frau trug einen kleinen Strohhut, hatte die Schuhe ausgezogen und – Bluse und Unterhemd. Nur im BH saß sie mit zusammengesunkenem Oberkörper, um noch die letzte Wärme der Sonne aufzunehmen. Egal, ob jemand sie sah, ohne wenn und aber und warum – wie die mystische Rose.

Anmerkungen

1 Martin Buber, Der Weg des Menschen nach der chassidischen Lehre. Gütersloh 2006.
2 Leon de Winter. Leo Kaplan. Zürich 2001.
3 Nachzulesen z. B. auf www.maennerseiten.de
4 Sigrid Engelbrecht, Heiße Jahre. Voller Energie durch die Wechseljahre. München 2006, S. 76.
5 Musik: Udo Jürgens, Text: Eckart Hachfeld, 1976, www.udojuergens.de.
6 Doritt Cadura-Saf, Das unsichtbare Geschlecht. Frauen, Wechseljahre, Älterwerden. Reinbek 1986.
7 Julian Barnes, Der Tunnel. Zit. nach: Noch jemand zugestiegen? 30 Zugbekanntschaften. Hrsg. von Petra Rheinfelder. München 1999, S. 87.
8 Julia Onken, Späte Gelassenheit in Gefahr? In EMMA 4 (2007).
9 EMMA 5 (2007).
10 Silvia Schroer/Thomas Staubli, Die Körpersymbolik der Bibel. Darmstadt 1998, S. 27.
11 Rose Ausländer, Im Atemhaus wohnen. Frankfurt/M.1988, S. 92.
12 Michael Mary, Die Glückslüge. Vom Glauben an die Machbarkeit des Lebens. Bergisch Gladbach 2003, S. 230.
13 Verena Kast, Sich einlassen und loslassen. Neue Lebensmöglichkeiten bei Trauer und Trennung. Freiburg 2000, S. 138 f.
14 Kast, Sich einlassen, S. 120.
15 Clarissa Pinkola Estés, Die Wolfsfrau. Die Kraft der weiblichen Urinstinkte. München 1995, S. 236.
16 Grundlegend: Eric Berne, Was sagen Sie, nachdem Sie guten Tag gesagt haben? Psychologie des menschlichen Verhaltens. Frankfurt/M. 2007.
17 Marlen Haushofer; Milchkaffee und Streuselkuchen. In: Dies., Schreckliche Treue. München 1990, S. 7 ff.
18 Paul Ingendaay, Warum du mich verlassen hast. München 2006, S. 129 f.
19 Z. B. in: Monika Specht-Tomann/Doris Tropper, Zeit des Abschieds. Sterbe- und Trauerbegleitung. Düsseldorf 1999, S. 99.
20 Antoine de Saint-Exupéry, Der Kleine Prinz. Düsseldorf 1989, S. 74 f.
21 Hermann Hesse, Alte und neue Gedichte in Auswahl. Frankfurt/M. 1961.
22 Henning Luther, Identität und Fragment. In: Ders., Religion und Alltag. Bausteine zu einer Praktischen Theologie des Subjekts. Stuttgart 1992, S. 178.
23 Christa Wolf, Kein Ort. Nirgends. 1979, S. 137 f.
24 Pascal Bruckner, Verdammt zum Glück. Berlin 2001, S. 182 f.
25 Fulbert Steffensky, Schwarzbrot-Spiritualität. Stuttgart 2005, S. 232.
26 Allan und Barbara Pease, Warum Männer lügen und Frauen immer Schuhe kaufen. München 2004, S. 263.
27 Ebenda, S. 264.

28 Ebenda, S. 263.
29 Anja Snellman, Zeit der Haut. 2001, S. 17.
30 Franz Werfel, Eine blassblaue Frauenschrift.1989, S. 95 f.
31 Erich Kästner, Ein Dichter gibt Auskunft. 121 Gedichte. München 2006, S. 86 f.
32 Ulrich Beck/Elisabeth Beck-Gernsheim, Das ganz normale Chaos der Liebe. Frankfurt/M. 1990.
33 Michael Mary, Und sie verstehen sich doch! 10 neue Lügen, die Liebe betreffend. Bergisch Gladbach 2008, S. 258.
34 Werfel, Frauenhandschrift, S. 97, 100.
35 Mary, Und sie verstehen sich doch, S. 261 f.
36 Bertolt Brecht, Geschichten vom Herrn Keuner. Frankfurt/M. 1971, S. 88 f.
37 Ludwig Bechstein, Melusine. Deutsche Märchen und Sagen. Berlin 2001, S. 90 f.
38 Steffensky, Schwarzbrot-Spiritualität, S. 224 f.
39 Theodor W. Adorno, Minima Moralia. Frankfurt/M. 1979, S. 226 f.
40 Kast, Sich einlassen, S. 25.
41 In: Brigitte 16, 20. 7. 2005, S. 122.
42 Ulf Poschardt, Einsamkeit. Die Entdeckung eines Lebensgefühls. München 2007, S. 69 f.
43 Marie Luise Kaschnitz, Ich liebe Herrn X. In: Dies., Eines Mittags, Mitte Juni. Frankfurt/M. 2001, S. 144.
44 Rose Ausländer, Hinter allen Worten. Gedichte. Frankfurt/M. 1992, S. 64.
45 Paul Watzlawik, Anleitung zum Unglücklichsein. München 2007, S. 37 f.
46 Petra Gerster, Reifeprüfung: Die Frau von 50 Jahren. Reinbek 2007.
47 Cadura-Saf, Das unsichtbare Geschlecht.
48 Bertolt Brecht, Gedichte über die Liebe. Hrsg. Werner Hecht. Frankfurt/M. 1984, S. 152.
49 www.maerchenwirkstatt.de/lindwurm.htm
50 DIE ZEIT 13 (23. März 2006), S. 65.
51 Mary, Und sie verstehen sich doch, S. 39.
52 Während ich dies schreibe, läuft im Kino der Film »Wolke 9« an, ein Liebesfilm mit zwei Protagonisten über 60, der das Thema Sexualität offen thematisiert und zeigt.
53 Renate Daimler, Verschwiegene Lust: Frauen über 60 erzählen von Liebe und Sexualität. München 1991.
54 Zitiert in: Daimler, Verschwiegene Lust, S. 33.
55 Zoë Heller, Tagebuch einer Verführung. München 2006, S. 222.
56 Ingrid Noll, Der Hahn ist tot. Zürich 1993.
57 Beate Schultz-Zehden, Wie wandelt sich Sexualität im Alter? Das Sexualleben älterer Frauen – ein tabuisiertes Thema. In: ww.elfenbeinturm.net/archiv/2004/06.html
58 Ebenda.
59 Ebenda.
60 Sybille Fritsch-Oppermann, Partnerschaft, Freundschaft, Sexualität. In: Emanzipiertes Alter. Hrsg. v. Richard Boeckler/Klaus Dirschauer. Göttingen 1990, S. 88–104.
61 Kast, Sich einlassen, S. 27.
62 Fritsch-Oppermann, Partnerschaft, S. 101.
63 Julian Barnes, Der Zitronentisch. München 2007.
64 Mechthild von Magdeburg, Das fließende Licht der Gottheit. Hrsg. v. Gisela Vollmann-Profe. Frankfurt 2003.
65 Kast, Sich einlassen, S. 156.

66 Ebenda.
67 Doris Lessing, Das Tagebuch der Jane Somers. München 1984, S. 26.
68 Hilde Domin, Gesammelte Gedichte. Frankfurt/M. 2003, S. 208.
69 Herrad Schenk, Der Altersangst-Komplex. München 2005, S. 195.
70 Doris Dörrie, Für immer und ewig. Eine Art Reigen. Zürich 1991, S. 167 f.
71 Edward Albee, Wer hat Angst vor Virginia Woolf? Frankfurt 1989, S. 54 f.
72 Steffensky, Schwarzbrot-Spiritualität, S. 164.
73 Kurzbiographien von Hildegard von Bingen, Theresa von Avila, Mechthild von Magdeburg und zahlreichen anderen Frauen, deren geistige Fruchtbarkeit ab 40 begann: Johannes Thiele, Hrsg., Mein Herz schmilzt wie Eis am Feuer. Die religiöse Frauenbewegung des Mittelalters in Portraits. Stuttgart 1988.
74 Hinweise: www.guerillagaertner.com.
75 Klara Obermüller, Weder Geliebte noch Mutter. Warum ich es als Frau schwer finde, alt zu werden. DIE ZEIT, Nr. 13 (23. März 2006), S. 65.
76 Ebenda.
77 Hildegard von Bingen, Der Mensch in der Verantwortung. Das Buch der Lebensverdienste – Liber Vitae Meritorum. Freiburg 1994, S. 108.
78 Evangelisches Kirchengesangbuch, Lied 503.
79 André Comte-Sponville, Woran glaubt ein Atheist? Zürich 2008.
80 Konstantin Wecker, EV: Liebesflug, 1981.
81 Michael Mary, Die Glückslüge. Vom Glauben an die Machbarkeit des Lebens. Bergisch Gladbach 2003, S. 53, 70, 91.
82 Mary, Glückslüge, S. 208.
83 Elisabeth Plünnecke, zit. nach: An jedem neuen Tag. Biblische Texte, Gebete und Betrachtungen. Heft 4. 1976, S. 14.
84 Meister Eckehart, Deutsche Predigten und Traktate. Hrsg. v. Josef Quint. Zürich 1979, S. 56.
85 Angelus Silesius, Der cherubinische Wandersmann. Zürich 1979, S. 53.
86 In: Dorothee Sölle, Mystik und Widerstand. »Du stilles Geschrei«. Hamburg 1997, S. 268.
87 Rose Ausländer, Regenwörter. Stuttgart 1994, S. 95.
88 Karin Michaëlis, Das gefährliche Alter. Tagebuchaufzeichnungen und Briefe einer vierzigjährigen Frau. Frankfurt/M. 2005, S. 15.

Literatur

Lebenslauf/Wechseljahre/Altern

Berne, Eric, Was sagen Sie, nachdem Sie guten Tag gesagt haben? Psychologie des menschlichen Verhaltens. Frankfurt/M. 2007.
Boeckler, Richard/Dirschauer, Klaus, Hrsg., Emanzipiertes Alter. Ein Sachbuch. Göttingen 1990.
Bovenschen, Silvia, Älter werden. Frankfurt/M. 2006.
Engelbracht, Sigrid, Heiße Jahre. Voller Energie in die Wechseljahre. München 2006.
Ennulat, Gertrud, Im Zeichen des Feuermonds. Neues Leben durch die Wechseljahre. Freiburg 2000.
Estés, Clarissa Pinkola, Die Wolfsfrau. Die Kraft der weiblichen Urinstinkte. München 1995.
Kast, Sich einlassen und loslassen. Neue Lebensmöglichkeiten bei Trauer und Trennung. Freiburg 2000.
Ojeda, Linda, Wechseljahre. Der andere Weg. München 1992.
Onken, Julia, Feuerzeichenfrau. Ein Bericht über die Wechseljahre. München 2000.
Schenk, Herrad, Der Altersangst-Komplex. Auf dem Weg zu einem neuen Selbstbewusstsein. München 2005.
Watzlawik, Paul, Anleitung zum Unglücklichsein. München 1983.

Alte Eltern

Gröning, Katharina/Kunstmann, Anne-Christin/Rensing, Elisabeth/ Röwekamp, Bianca, Hrsg., Pflegegeschichten. Pflegende Angehörige schildern ihre Erfahrungen. Frankfurt/M. 2004.
Imig, Magdalena, Keiner, der mehr Kind zu mir sagt. Oldenburg 1999.
Strobl, Ingrid, Ich hätte sie gerne noch vieles gefragt. Töchter und der Tod der Mutter. Frankfurt/M. 2004.

Allein leben

Cagen, Sasha, Singles aus Leidenschaft. Quirkyalone für Anfänger. München 2004.
Poschardt, Ulf, Einsamkeit. Die Entdeckung eines Lebensgefühls. München 2007
Wagner, Ursula, Die Kunst des Alleinseins. Berlin 2005.

Sinnlichkeit/Erotik

Grün, Anselm/Riedl, Gerhard, Mystik und Eros. Münsterschwarzach 1993.
Sheeny, Gail, Sex und Frauen über 50. Noch einmal leidenschaftlich leben. München/Zürich o. J.

Spiritualität

Buber, Martin, Der Weg des Menschen nach der chassidischen Lehre. Gütersloh 2006.
Schindler, Margarethe, Rituale für die Lebensmitte. Dem Leben Tiefe geben. Freiburg 1998.
Sölle, Dorothee, Mystik und Widerstand. »Du stilles Geschrei«. Hamburg 1997.
Steffensky, Fulbert, Schwarzbrot-Spiritualität. Stuttgart 2005.
Wachsen ein Leben lang. Von der Spiritualität des Alterns. Publik-Forum EXTRA. Oberursel 2003.

Spirituelle Lehrerinnen

Beuys, Barbara, Denn ich bin krank vor Liebe. Das Leben der Hildegard von Bingen. München 2004.
Teresa von Avila, »Ich bin ein Weib – und obendrein kein gutes«. Freiburg 2007.
Thiele, Johannes, Hrsg. Mein Herz schmilzt wie Eis am Feuer. Die religiöse Frauenbewegung des Mittelalters in Portraits. Stuttgart 1988.

Literarisches

Barnes, Julian, Der Zitronentisch. München 2007.
De Winter, Leon, Leo Kaplan. Zürich 2001.
Lessing, Doris, Das Tagebuch der Jane Somers. München 1984.
Michaëlis, Karin, Das gefährliche Alter. Tagebuchaufzeichnungen und Briefe einer vierzigjährigen Frau. Frankfurt/M. 2005.
Noll, Ingrid, Der Hahn ist tot. Zürich 1991.
Snellman, Anja, Zeit der Haut. München 2001.
Walser, Martin, Ein fliehendes Pferd. Frankfurt/M. 1978.
Werfel, Franz, Eine blassblaue Frauenschrift. Frankfurt/M. 1989.